ナイチンゲール生誕200年記念出版

カサンドラ

ヴィクトリア朝の理想的女性像への反逆

NIGHTINGALE

Cassandra

フローレンス・ナイチンゲール［著］
Florence Nightingale
木村正子［訳］
Masako Kimura

日本看護協会出版会

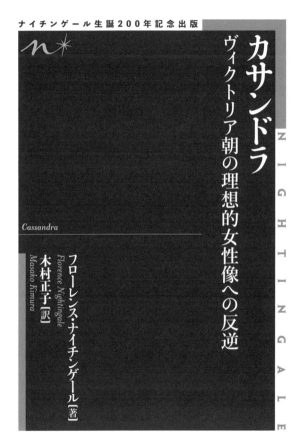

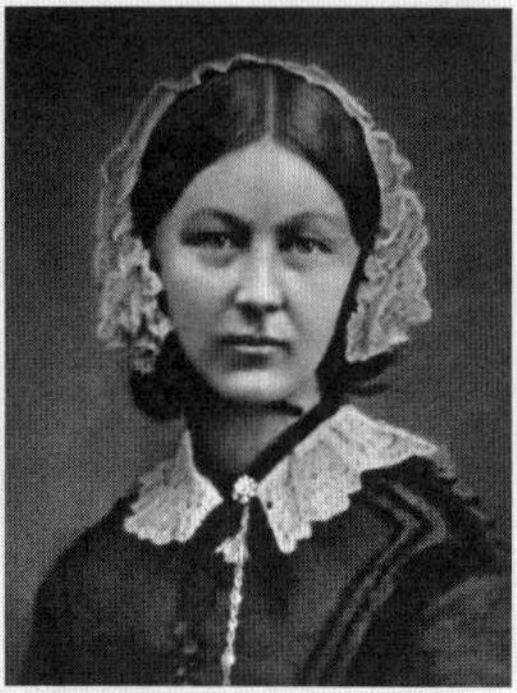

Florence Nightingale,
May 12, 1820 - August 13, 1910

ナイチンゲール生誕二〇〇年記念出版

フローレンス・ナイチンゲールは一八二〇年五月十二日、イタリアのフィレンツェで生まれました。二〇二〇年五月十二日は記念すべき二〇〇歳の誕生日です。これを祝福し、ナイチンゲール自身の著作および彼女にまつわる関連書籍のシリーズを刊行いたします。

「クリミアの天使」という一般的なイメージを越境したナイチンゲールの多面性と、それゆえの人間的魅力を、本シリーズを通して感じていただければ幸いです。

目次

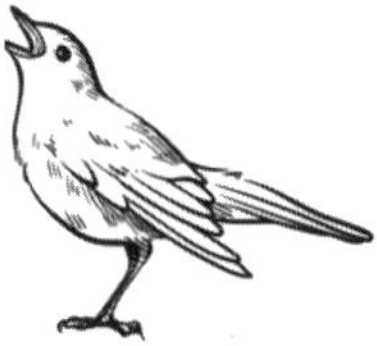

カサンドラ

フローレンス・ナイチンゲール
木村正子［訳］

◉原文でイタリック体表記の箇所はゴシック体で示した。
◉訳者の注釈は★で示し、なるべく近いページの脚注に示した。
◉訳者が追記した部分は［ ］で示した。
◉｛ ｝は原文どおりに示した。

Cassandra [manuscript]
In *Suggestions for Thought to Searchers after Religious Truth*. Vol. II.

by Florence Nightingale

私もみんなのように、何も知らず幸せな眠りの中に
もう一度もぐり込めたらいいのに！
私は誰よりも早く目覚め、気づいてしまった。
だからたった一人で語る言葉もなく、
さまよわなくてはならない。

群れなす人々の中で誰かが叫んでいる
「神の道を整えよ」と[★1]

｛夜は穏やかで、暗く、雲に覆われていた。ノファァリアリはパラディオ式[★2]の美しいファサード[★3]の前を行きつ戻りつしていた。あたりは静かだった。館の中からは一条の光すら漏れず、人の気配はまるで感じられない。「私しか、いない」とノファァリアリはつぶやいた。｝**人は**よく、外の世界がつらくなると、一人でさまようものだ。鏡のような水面には、マツの木の巻き枯らし[★4]の影が長く伸びていた。ノファァリアリは池に向かって歩いた。木の梢はまるで天に届きそうだ。白鳥たちは小さな島で眠っている。ノバリケン[★5]さえ目を覚ましていない。しかしノファァリアリの心は非常に多くの苦しみを経験し、死への望みすら忘れ去るほどであった。｝
「そんな人は**あらゆる**困難を耐えてきたはず。それならこの世と同じく、あの世でも苦しみにも耐えられるのではないか」とノファァリアリは言った。時機を待たずにこの世を去るなら、おそらくもう一度同じ苦しみを味わうことになるだろう——時機を得ずに生まれてきたら、次世代を生み出すことに寄与することはない。そして次世代は最初からやり直さなくてはならない。

｛ノファリアリは、月の光をたよりにテラスを歩き始めた。今、月は雲と雲の間から光を放とうと奮闘している最中だ。夜明けの澄み切った薄青色の中で、ヴェネチアふうの豪華な建築物の壁面に突出した蛇腹がくっきりと浮かび上がっていた。

私もみんなのように、何も知らず幸せな眠りの中にもう一度もぐり込めたらいいのに！とノファリアリは言った。｝ あの人たちは互いの腕のなかでまどろんでいる——まだ目覚めていない。あの人たちには邪悪さも苦しみもない。そんなものに気づいてもいない。私だけが誰よりも早く目覚め、気づいてしまった。だからたった一人で語る言葉もなく、さまよわなくてはならない。私は目覚めるのが早すぎた。仲間とのかかわりも拒否してきた。私はいか

★1 **群れなす人々の中で誰かが叫んでいる「神の道を整えよ」と** 旧約聖書「イザヤ書」四〇章三節 "A voice of one calling: / In the wilderness prepare / the way for the Lord; / make straight in the desert / a highway for our God" から。イザヤ書における「荒野に神の道を整えよ」と叫ぶ声の主については、洗礼者ヨハネが神の来迎キリストの再臨を告げるために発したと解釈されている。「カサンドラ」では「群れなす人々」（crowd）から声が発せられることから、先触れの役割を担う者は一般人の中から現れると解釈できる。

★2 **パラディオ式** アンドレア・パラディオ（Andrea Palladio, 1508-80. イタリア・ルネサンス期の建築家）の古典主義に倣おうとする一八世紀イギリスの建築スタイル。

★3 **ファサード** 建物の前面で、装飾が施された正面玄関側立面。

★4 **巻き枯らし** 樹皮を輪状にはぎ取った部分、病気のため茎・枝などにできた輪。

★5 **ノバリケン** 熱帯アメリカ産アヒル。

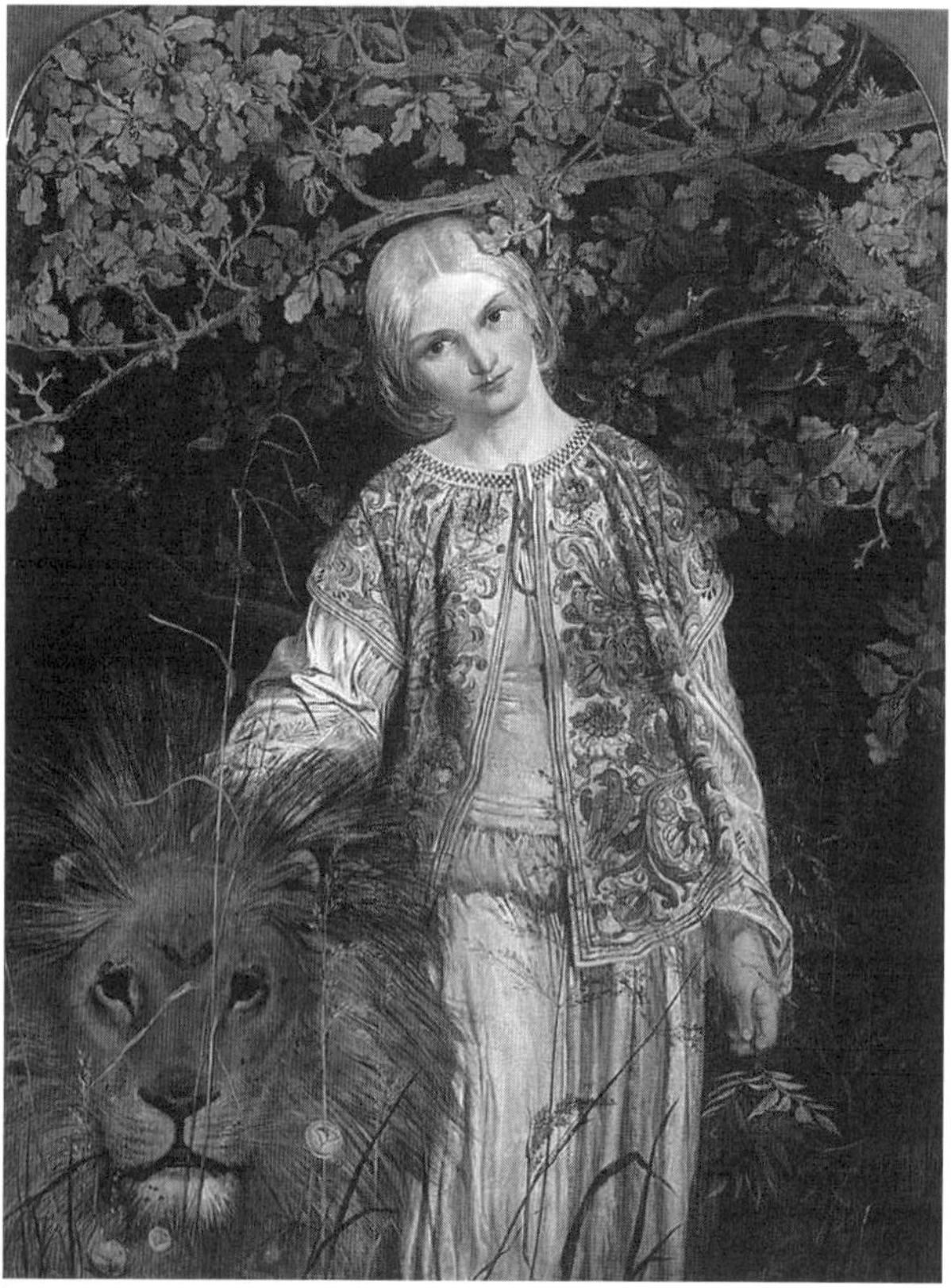

ウナとライオン（1860）
Una and the Lion, William Bell Scott, National Galleries of Scotland

イギリス人の詩人エドマンド・スペンサーによる一大叙事詩『妖精の女王』の中の「ウナとライオン」に着想を得て描いた作品。美しい王女ウナは、竜の国に囚われている両親（王と王妃）を助けてほしいと妖精の女王グロリアーナに懇願し、赤十字の騎士と旅をすることになる。旅の途中、ウナは獰猛なライオンに遭遇する。ライオンはウナに飛びかかるが、ウナの無邪気さと美しさに魅了され、旅の間、彼女を護るために従順な供の者になった。

なる人とも婚姻を結ばなかった。私にはほかの人たちには見えない悪が見える。だけどそれを矯正する方法をみつける力がない。〔私だって一人でいるより、何も知らずに眠る、あの暖かで無邪気な眠りに戻れたらどんなにいいか！

　ノファリアリは館に戻り、自室のバルコニーにたどり着いた。冷たい床に身を投げ出し、石の手すりに額を乗せた。ざらざらした石の上に置かれた素肌の腕に、長い髪がはらりと落ちた。その黄金の色彩は、ヴェネチア派の画家[★6]ならば、喜びのうちに褒めたたえただろう。月の光を浴びて燦然と輝く宝石をまとったようだ。しかしノファリアリの強靭な精神は、一瞬たりともこの屈辱的で絶望的な姿勢に甘んじることはなかった。まるで瀕死の雌ライオンが、ハンターたちを前にして、窮地に陥ってもなお立ちはだかっているようだ。ノファリアリは額を夜風にあて、両手を差し伸べてこう叫んだ。「神様、あなたにだけはすべてをお話しします——どうかお聞きください。」〕

　あなたは私たちを、情熱と知性と道徳的活動——そうこの三つです——をもつものとして[★7]お造りになったのに、なぜこれら三つのうち何一つ用いることのできないような社会に私た

★6　**ヴェネチア派の画家**　ルネサンス期にヴェネチアで栄えた画派で、豊かな色彩が特徴的。ベッリーニ父子、ジョルジョーネ、ティツィアーノ、ティントレットなどが有名。

ちを住まわせたのですか。〔神様、あなた以外の方に不満を訴えれば、必ずや、愚痴をこぼすなと叱責を受けたり、何がつらいのだと批判されるのです！　中には、神様も文句を言う者には罰を与えるのだと言う人もいます。私はそんなことを信じません。でもその人たちは［私たちの様子が］惨めなものに見えるから、腹を立てています。私たちが幸せじゃないからいらいらしているのです。私たちの不満は個人の問題だと決めつけているのです。神様、あなたなら怒らずに私たちの不満を聞いてくださいますね。ああ、永遠の忍耐をおもちの神様！　私たちにこれほどの情熱をお与えになったのは、あなたなのですから！〕

ある女性たちは、神がなされたことは善いことだと認めたくないから、今は御心がまだかなっていないのだ、と言う（現状は、神がお造りになったものとは別の社会状況だと主張しているというわけ）。このタイプの女性たちは互いに嘆き悲しみ、そして娘たちには「女には情熱などないのよ」とせっせと教え込む。この因習に満ちた社会は男性が女性のためにつくったもの。そして女性もこれを受け入れてきた。この社会では、女性は何も所有してはならず、猫かぶりの道化芝居を演じなくてはいけない。そして女性には情熱などないと嘘をつく。自分にも嘘をついているのだから、娘たちに対してもほかに言いようがない。

「ああ、この惨めな苦しみよ、人間の女の悲しい性《さが》よ！」こういうふうに感じるのは恥ずかしいこと、だから女性がもつべき感情ではないと教え込まれている。では、どう表現すればいいのだろう。女性の足の正常な成長を止めるのに、中国の纏足《てんそく》[8]がどのようなプロセスを経ると推定されるか考えてみて。さあ「お上品ぶった」[9]若い娘たちよ、決して道を誤らず、しかるべくして得た評判は「善悪の認識」[10]の果実が残した染《し》みぐらいでは汚されない娘たちよ、話して。あなたたちの考えていることを。あなたたちの考えそのものは自由のはず。あなたたちの思いはどうなの。

〝そして、美しき魔女の呪文[11]によって幻影が現れた。それは、やがてこの世の美しきものへ

★7 **社会（the state of society）** 社会を取り巻く状況、世情の意味を含む。

★8 **中国の纏足** 唐時代の末期に発生した習慣で、女性の足が大きくならないように、四〜五歳時に足指に布を巻いて緊縛した。新中国成立後に消滅。

★9 **「お上品ぶった」（"higher-toned-classes"）** 字義的には「上流・知的階級」という意味で、ここではヴィクトリア朝の上流・中産階級の令嬢のことを指す。同時に、この階級の女性たちの特徴を指して、「上流めかした・上品ぶった」と揶揄する意味もある。この箇所で"higher-toned"と引用符をつけて強調されるのは、その皮肉的ニュアンスを含ませるためだと考えられる。

★10 **善悪の認識** 旧約聖書「創世記」二章九節以降に「知恵の樹／善悪の知識の木」（Tree of the knowledge of good and evil）が登場し、その実を食することを禁じられていたという記述がある。アダムとイヴがその禁断の果実を食べたことにより、二人は楽園を追放される運命となった。

★11 **魔女の呪文** 魔女はノファアリアリのことで、呪文はノファアリアリの言葉。

と変身する前の姿。[★12] 労働で白い手が荒れることなど決してない階級の娘たち。高貴で麗しく、無垢で優美。そんな娘たちがふわふわと漂い通り過ぎていき、その思考や空想が魔術師の言葉によって形をなしていく。娘一人に一つの幻影。ほら一つ！ いえ二つ、三つ、二十、百もの幻影が形を変え、次々と変化しながら現れる。娘は**決して一人ぼっちじゃない**。｝

娘は自らの空想がつくり出した幻影の友と共に語り合った（恋愛の話ではない。娘は無垢で純粋、十分な知性も想像力も持ち合わせていて、お上品。とてもそんな気にはなれない――だけど空想の中では、一番興味のあることを話している）。思考一つひとつに合わせて友を求める。現実の友ではなく、空想の中の友を。そうでなければ、つまり、もし果てしない会話に夢中になっているのでなければ、娘は、忙しい行事ごとや、自分の気に沿わないことにも関心を向けるよう求められ、その中で立ちまわる。けれど意識は心の友と結びついている。そう、父や母は、娘たちが恋愛遊戯のようなまねをするのを断固拒否し、朝の食卓ではしかめ面で義務を果たしているのを目にするけれど、娘たちが空想の中で友と果てしない対話や共感（考えに対してか、出来事に対してかはさておき）に興じ、時間つぶしをしていることなど、思いもよらないほど！ そしてこんなふうに言う。「うちの娘は何も感じていない――女には情熱なんてないのだから！」ああ！ 家庭の炉辺で空想にふけっている母親たちよ、わかっているのか。あなたの満足気な母のまなざしを受けて座っている息子や娘が、**そこに**何人いるのだろう。あなたも（今は忘れてしまっただろうけど）子ども時代には、そうして過ごしていただろうに。

娘たちよ、すばらしい音楽を奏でたり、論評を読んだり、刺繍に精を出す合間に、一度でいいから、あなたたちの考えを話して。今あなたたちの考えはどこにあるの。病気で療養中の新しい友人の看護をすること。それとも、少し危ない恋愛に身を任せること。例えば、物語の登場人物を思い描いて、家庭内での単調な出来事に対してよりも、さらに多くの共感を寄せるとか。あるいは夢の友として選んだ相手の目の前で、未知の試練を経験してみるとか。また自分の日常生活の中で、愛し愛される相手と共にいることを想像するとか。この点については、多くの人がこれからも変えたくないと願うことだろう。

このような考えはすべて当たり前のこと。避けられるものではないだろう。なのに、こんなことは恥ずかしくて独り言にも言えないという人を、例外はあり得ないと非難してよいのか。そこに**他人の目があれば**、その人は監視の対象になってしまうのか。

｛「ああ！」とあわれなノファアリアリは叫んだ。このような思いは罠なんだと思って、懸命に逆らってきたのに！　殉教者のように自分の思いを犠牲にして、拷問にかけてきたのに！｝ト

★12　**変身する前の姿（larvae）**　字義的には「幼虫」の意味。

ラピスト修道会★13の苦行僧ですら、私の心が経験した悲惨な断食をその身で体験したことはないくらい！　ああ！　私にはテーバイの試練★14も、強く道義にかなったモヒカン族［の者★15］が自身に課した生涯の苦悩だってよくわかる！

　この苦しみによって、さらなる罪の苦悩を逃れることがかなう、そう信じられるなら、私は喜んで先例に倣《なら》おう。けれど私は、このような形で服従することが、道徳的な幸福へ向かうための神の法ではないことを知っている。絶え間ない空想にふけることは、非常に危険だとわかっていた。だから私はこれまで、心の断食を行い、精神的な苦痛を強い、知的な面でも自ら苦しみを与えて、空想を抑制してきたのに。

　以前から、私はひと月後のこの日、空想から自由になると決めていた！　これまで一日に二度祈りを唱え、自分を甘やかした時間を記録し、懸命に誘惑と闘ってきた。けれど、ほんの一瞬だってうまくいったことはない。〔そのとき私はこう思った。空想は虚栄心と繋がっている★16——それなら虚栄心を克服しなければならない。そこで私は告白を聞いてくれる相手を選んだ。私が夢見て過ごしてきた、これまでの人生のすべてを打ち明けよう。私はあの日のことを覚えている。あれは私の磔《はりつけ》★17の日のようだった。死を経験したようなものだ。告白を一つするたびに、次の告白、つまり次の釘を［自身に］打ち込む力はもう残っていないのではな

★13 **トラピスト修道会** カトリック修道会の一派で、戒律厳守派。一六六四年の修道院改革により設立された。沈黙・祈り・典礼・手仕事を重んじる。

★14 **テーバイの試練** テーバイの王オイディプスをめぐる一連の悲劇。古代ギリシャの三大悲劇詩人が「テーバイの王家の物語」を劇化している。現存する物語としては、時系列的に『オイディプス王』(ソポクレス)、『コロノスのオイディプス』(ソポクレス)、『テーバイ攻めの七将』(アイスキュロス)、『フェニキアの女たち』(エウリピデス)、『救いを求める女たち』(エウリピデス)、『アンティゴネ』(ソポクレス)と続く。テーバイの王ライオスは、我が子による父殺しの予言を受け、生まれたばかりの赤子を捨てるように命じるが、その子(オイディプス)は他国で養育された。成長したオイディプスは、旅の途中、三叉路で口論となった相手(実は父ライオス王)を殺してしまう。その後、怪物スフィンクスの謎かけを解いたオイディプスは、怪物の脅威におびえていた国を救った功績により、空位だった王座に就き、先王の妻(実は母イオカステ)を娶る。しかし真実を知ったオイディプスは自身の罪を背負い、両眼を潰して放浪の旅に出る(以上が『オイディプス王』)。後続の作品では、オイディプスの二人の息子たちによる権力争いと相討ちによる死、その後日譚として、敗者の弔いをめぐる、国家の法と人の正義の対立が描かれる。

「テーバイ」に関しては、上記のギリシャの都市国家と同じ綴り字(Thebes)をもつ古代エジプトのテーベにおけるラムセス王朝の歴史を指すとも考えられる。ナイチンゲールは一八四七~五〇年にエジプトとギリシャを歴訪し、記述を残している。「カサンドラ」においては、「テーバイの試練」と脚注★15の「モヒカン族[の者]」が自身に課した生涯の苦悩」とを併記し、神の法と人の法、法と情、法と正義などの二項対立に焦点があてられている点から、テーバイ王家の物語への言及と解釈した。

★15 **モヒカン族[の者]** モヒカン族は、アメリカの作家ジェイムズ・フェニモア・クーパー(James Fenimore Cooper, 1789-1851)による『モヒカン族の最後』(*The Last of the Mohicans*, 1826)に登場するインディアンの部族。一八世紀半ばのフレンチインディアン戦争を背景に、開拓者ホークアイとモヒカン族の族長で「最後の者」と呼ばれるアンカスがイギリス人女性を守るために敵の部族と戦う物語である。

★16 **空想は虚栄心と繋がっている** 原文では引用符(")で始まっているが、これに対応する結びの引用符(")がない。そのため、ノファリアリの独白として訳出している。

いかと思ったほど。けれど私は続けた。全部やり終えた。次に横腹を突き刺す番が来た。これにも耐えた。そして二週間、この打撃を受け続けた。どれをとってもひどいものだった。｝虚栄心を克服したところで、いいことは何もなかった。｛虚栄心が生まれるのは、自分の人生に興味がないから。自分の人生に関心をもってこそ、虚栄心を克服できるということが、私にはわかっていなかった。もっと早くわかっていればよかったのに。でもどうすればその違いがわかるのだろう。**あの女**は何も欲していない、**私**は何も欲していない、そんなことを公言する社会に対して、どうすれば興味をもてるようになるのだろう。けれど今なら、罪科《つみとが》のことなど気にする人はいない、それを恐れる人もいない、そんなことは些細なことだとみなしている、と思える。｝

小説とはなんだろう。これまで書かれたあらゆる物語★18の魅力には、どんな秘密があるのか。小説の中で真っ先に目にするのは、登場人物たちが、いわゆる「ロマンティックな出来事」と呼ばれる場面で出会い、気持ちが高まり、相手を大切に思うようになり、それがお互いへの共感に膨らんでいくこと。二番目に、物語のヒロインは**全般的**に家族の絆に縛られることはない。（母親が不在なのは**避けられない**こととして）たとえ家族がいても、ヒロインの自立を邪魔しないこと。★19

この二つが小説を読むことで得られる魅力。さあ、これが善良で正しい関心事というなら、これを現実の世界に当てはめてみよう。オペラ、展覧会、イギリス下院のゴシップ、『パンチ』誌[20]の政治戯画のキャラクターに対して、共感という感情を育むことは可能だろうか。もし男女が一緒に、社会、政治、信仰生活について熱心な議論になりかけたら、当然のごとく、それ以上は「度が過ぎる」と言われるだけ。神様、そんなことがあるのでしょうか！〈そして再びノファリアリは苦悩の極みへと身を投じた。そのような苦しみに気づくことは些細なことにみえた。しかしそれは無為と孤独を助長することなのだ。再びノファリアリは

★17 **磔（はりつけ）** キリストの磔と、ギリシア神話・悲劇に登場するプロメテウスの磔のイメージを重ね合わせている。（参考：アイスキュロス『縛られたプロメテウス』、パーシー・B・シェリー（Percy Bysshe Shelley, 1792-1822）『鎖を解かれたプロメテウス』（*Prometheus Unbound*, 1820）。

★18 **物語（romance）** 冒険・恋愛・空想物語。

★19 **物語のヒロインは全般的に家族の絆に縛られることはない。（母親が不在なのは避けられないこととして）たとえ家族がいても、ヒロインの自立を邪魔しないこと** 一九世紀のフィクションの類型の一つで、物語の開始時点において、ヒロインが孤児、もしくは母が（病死その他の理由で）不在というケースである。また母が健在の場合でも、ヒロインの自立（経済的、精神的自立）に寄与するものをもたず、ヒロインの「幸福」は男性（父もしくは未来の夫）に依存するケースも多い。現実社会においても、当時の中産階級の女性が経済的自立を果たすには、職業による自身の収入がなければ、家族・親類縁者・第三者からの資金援助が必要となる。その点では物語のヒロインも同様の状況にある。

★20 **『パンチ』誌（Punch）** イギリスの週刊風刺漫画雑誌（*Punch, or The London Charivari*, 1841-1992, 1996-2000）。

身体を起こし、あたりを見回した。月が煌々と輝いていた。突然激しいにわか雨が（心ここにあらずのノファリアリの頭上に、そして）豪華なテラスの床石に降り注いだ。月は地上の水滴からの光を受け――ノファリアリの頭上と足元の光と相まって、倍の輝きを放った。それはさながら光の洪水のようだ。谷のふもとにある川の水は増し、はるか遠方からその轟音を響かせていた。遠く環状に連なる山々を見ると、身動きできなくなっていた思考が解放された［ような感じがした］。ノファリアリは、きらきらと輝く月の光が足元に広がっているのを見つめた。そのとき突然、世界が闇に包まれた。闇は、羊毛のようなふわふわした雲が予告もなく月の表面を覆ってしまうような夜のように、そして全能神が翼を広げたように――突然この世界に影を投げかけた。まるでシスティナ礼拝堂★21にあるミケランジェロの天井画が示す神の啓示のようだ。ノファリアリは庇護の翼が頭上から覆いかぶさるように降りてくるような感じがした。足元の世界はもう見えない。「主よ、あなたなのですか」とノファリアリは問うた。神が「私だ★22」と答えると、ノファリアリの心は落ち着いた。｝（われらの心を鎮めたまえ。）

★21　**システィナ礼拝堂**　ローマのバチカン宮殿にある法王の礼拝堂。天井にはミケランジェロ作の、旧約聖書「創世記」に基づく九つの場面からなるフレスコ画がある。ミケランジェロについては、47ページ★3を参照。

★22　**私だ**　新約聖書「マタイによる福音書」一四章二七節、キリストが“Take courage! It is I. Don't be afraid.”と述べた言葉から。

「ああ、どうか私に苦しみをお返しください」と
ノファリアリは心の中で天に向かって叫んだ。
無関心でいるよりも、苦しむほうがいい！
無からは何も生じない。
けれど苦しみからは救済が生まれる。
麻痺して何も感じなくなるより、痛みを感じるほうがいい！

だが私は苦しみから逃れようとは思わない。[★1]
拷問の手を緩めてほしいとは望まない。
苦痛が大きければ大きいほど、より早く祝福を受けるだろう。

｛ノファリアリとファリセオ[★2]は噴水のそばにあるイトスギ[★3]の木陰に座って、語り合った。噴水から湧き上がる水しぶきは、天に向かって真っすぐに伸びる一本の尖塔のようだ。外は強烈に暑かった。誰もがだらけきっているこの時間、二人は共にここで過ごそうと決めた。イタリアふうの美しい庭では、小さな噴水があちこちで水を吹き上げていた。オレンジの木の真っ白の花と輝く緑の葉が、イトスギに混じってきらきら光っていた。「しかしなぜ君は、世間と言い争うようなことをするんだい。文句を言わず、僕のように楽しめばいいじゃないか。」ノファリアリは黙ったままだった。何を言えばいいのか。この瞬間に、いろいろな考えがどっと頭の中に押し寄せてきた。｝

「ああ、どうか私に苦しみをお返しください」と、ノファリアリは心の中で天に向かって叫んだ。「無関心でいるよりも、苦しむほうがいい！無からは何も生じない。[★4]けれど苦しみからは救済が生まれる。麻痺して何も感じなくなるより、痛みを感じるほうがいい！百人が苦しみもがき、砕け波の中で溺れていく一方で、新世界を発見できるのは一人だけ。けれど私は向こう岸でのんびり立っているより、新世界への道を示しながら、打ち寄せる波の中で死んでいく百人の中にいるほうがいい！」｛ファリセオはノファリアリの沈黙に気をとめなかった。｝「君は女の人が幸せになれるものはすべてもっているというのに、なぜそんなに悲しい顔をしているんだい」とファリセオはたずねた。｛ノファリアリはこう言った。「その質問には答えられない。答えはとてつもなく長いのだから。｝

情熱と知性と道徳的活動、この三つは私の中で満たされることはなかった。現在の冷たく抑圧的で因習に満ちた状況では、この三つが満たされることはあり得ない。この問題をもっと深く掘り下げることは、この社会全体、つまり洗練された文化的生活の現状に切り込むことになるのだから。」

★1　だが私は苦しみから逃れようとは思わない　エミリ・ブロンテ（Emily Brontë, 1820-49）の詩「囚人」（The Prisoner, 1846）の第一四スタンザから。

★2　ファリセオ（Fariseo）　“Fariseo”には“Pharisee”（パリサイ人、偽善者・形式主義者）の意味が示唆されている。

★3　イトスギ（cypress）　ヒノキ科常緑高木の総称で、喪の象徴でもある。

★4　無からは何も生じない　シェイクスピア（William Shakespeare）の戯曲『リア王』（*King Lear*, 1605-06頃）第一幕第一場、リア王のセリフ、“Nothing can come of nothing”から。

〝「それでもやってみよう。この暑い昼どき、ほかにやることもないのだから。まぁ、できるだけ手短に頼むよ」とファリセオが言った。

今朝のノファリアリはかなり意気消沈していて、言葉に出して言う力すら求めていなかった。〟「あのトカゲを見て。トカゲは暑くないのね」とノファリアリが言った。「僕は好きだよ。君にとってはげんなりさせるような雰囲気も、僕には元気をくれるものだ」とファリセオが答えた。私が不満に思っているこの社会でも、兄さんは幸せを感じられる。なぜ私が文句を言っているのかって「その理由がわからないのね」。兄さんには苦しみなんてないの。だから私の苦しみもわからない。それはトカゲがシェトランド[★5]の羊の苦しみがわからないのと同じ[★6]。〝「そんなに気に病むなよ」とファリセオは言った。「「理解できるように」がんばってみるさ。」

もし自尊心によって、「相手に」共感できない恐れが生じるなら、それは自尊心とはいわない。ノファリアリが黙っていたのは、「自分の」心が傷つきたくなかったからだ。「話してごらん」とファリセオは言った。「僕はいつだって喜んで聞くつもりだよ。天は、感謝の気持ちももたない君にも恩恵を与えてくれるというのに。そういう態度じゃ君の苦しみとやらを理解しようがない。僕はなんとか理解したいと思っているよ。」「私のこれまでの人生について、すべてを話せというのね」とノファリアリは返した。「「そんなことをして」なんになるの。私

は兄さんと喧嘩をしたくない。兄さんはいつだって、私の振る舞いを責めるじゃない。」｝
進歩主義的な世界というものは、必ず二つの階級に分かれる――既存の中から最良のものを取り、それを享受する人たちと――今よりさらに良いものを求め、それを創り出す人たち。両方が揃わなければ、世界はうまく回らない。この二つがまさに世界の進歩状況を表している。両方が必要。これが進歩の事情というもの。もし今、手にしているものに不満がなければ、世界は現状より良くなることはないだろう。だから常に一方は他方のために良いものを創り、他方はその中で最良のものを取る。ここでうまくバランスが取れる。そしてつかんだものはしっかりと握る。だけど、相手のほうに特権があるからといって、争ってはだめ。互いの自然法則によって、争いは不可となっているのだから。
｛「つまり君は、不満は特権だと言うんだね」とフェリセオは微笑みながら言った。だがその微笑みは、★7悲しいかな、ノファアリにはぞっとするようなものだった。｝そうね、兄さんたちから見れば、苦しみは特権でしょう――それは贖《あがない》★8主や殉教者だけの特権ではなく、それぞ

★5　シェトランド　スコットランド北部の州。
★6　羊の苦しみがわからないのと同じ　原文ではここで結びの引用符（”）が付されているが、開始の引用符（“）がないので、ノファアリの心中を描写する地の文として訳出している。

れの時代に生きる人たちがもつ特権のこと。〝でも私が経験してきたことを聞いてくれたら「わかる」。そう、よく聞いてちょうだい。それはごく一般人の生活の話。〟

その中でただ一つ、関心の対象になるもの、つまり歴史的価値をもつものは、一般人の苦しみがどんなものかということ——これから話すことは、この時代の文化的生活に逆らう勇気もなければ、従うこともできない人の話。

大多数の人たちと同じように、私の中でも詩とイマジネーションが息づき始めた。その日のことはよく覚えている。まだ子どもだった頃、ピンクのサンザシの花が満開なのを見て、神様を讃えるために砂利道で跪いた。

次に知性が訪れた。知性は私のために欲求を生み出し、その欲求を満たすことを求めた。でも私たちが手にするこの文化的生活の中では、知性の欲求を満たすのは物理的に不可能なこと。道徳的に不可能というのではない。刺激と訓練と時間、これら三つが不足している——言い換えると、手段と動機がないということ。

私たちがどんなに惨めな人生を歩んできたか、振り返ってみて。不思議なことだけれど、私たちは見てのとおり善良で、不品行でもない。あたりを見まわせば、私を取り囲む組織の力に圧倒される。これは、組織がないことを痛感するのとは違う。実際、私はレベルの低い組織に属しているのではないかと感じるときもあるけど、現実はたいていその反対。義姉妹のミセス・Aには想像力があり、ムリーリョ★9のような詩心もある。さらにもっと才能に恵まれたことを示すべく、芸術作品を制作する力もあったのに――なぜミセス・Aはムリーリョになれないのか。それはミセス・Aの知性の問題ではなく、ミセス・Aを取り巻く社会の問題。もし一日に三時間もの間、手にナイフとフォークを持っていれば、鉛筆や絵筆を持つことなどできない。ディナーは一日の中で、重大かつ神聖なる儀式であり、重要な聖餐。そのディナーを欠席するということは、今、瀕死の状態で動けないのと同じ。それ以外の理由でディナーへの出席を免除されることはない。身体の具合が悪いことが唯一の妥当な弁明だから。もしそれ以外の時間で、三時間もの間、ペンとインクを手にし、ペニーポスト★10の集配に間に合うよう返信を書いていたら、ミセス・Aには鉛筆を持つ［つまり詩作の］暇などあるわけがな

★7 **そうね、兄さんたちから見れば…**　ノファリアリの発話だが、これ以後、ほかからの引用を数多く挿入しながら長い文章が続き、発話の終了地点が不明である。そのため便宜上「それはごく一般人の生活の話。」でノファリアリの発話を終了し、次のパラグラフからはノファリアリの独白として訳出している。

★8 **贖い主**　キリストを指す。

★9 **ムリーリョ**　バルトロメ＝エステバン・ムリーリョ（Bartolomé Esteban Murillo, 1618-82）。スペインの画家で、バロック絵画の代表者の一人。

★10 **ペニーポスト**　一ペニー郵便制。一通一ペニーで郵便を扱う制度で、一八四〇年開始。

い。生涯ずっと。

人にはそれぞれの生涯において、お手本となるものがない――父も母もそう――子どもたちだって同じ。両親は状況を詳細に見て、こう言う。「うちの娘Aにとって望ましいのは、しかるべきパーティに行き、しかるべきレディと近づきになり、しかるべき人の隣に座ることです」と。でもそれは何の先例を基準にしているのだろう。人間の破滅的性質［の先例］だろうか。こんなことを言うと、学者ぶるなと拒否されるかもしれない。でも少なくとも両親は娘に関して、自分の知性で何かを発見してほしい、芸術作品を制作してほしい、道徳的な力を発揮してほしいというようなことを想定しているわけではなさそう。

私も若い頃は、知性の一端を次から次へと試してみた。例えば数学。でもそれは私たちの「社交」生活とはまったく相容れない。社交活動では、物事を体系的に行うということが不可能なのだから。かつて真面目にこんなことを考えた。家を出る、男性の服を着る[★11]、大学に入学して指針と競争（あるいはほかの人たちと知恵比べをする機会）、そしてとりわけ時間を手に入れてみるのはどうかと。

そのような学識豊かな組織には愚かなことも多く混じっているけれど、人間という種が存在する限り、組織は存続するだろう。何しろ、そのような組織は人間の欲求に合わせているのだから――また修道院と呼ばれるところでは、自然の掟に反することも多く受け入れている。けれど、私たちになじみ深い生活様式のどんなものより、行動と思考がうまく組み合わされたものに適応している――そのような場所では、少なくとも一日のうち四時間半が思考のために確保されている。それは、規則が、思考・訓練・好機の支障にならないように定められているから。今の私たちにはそんな目的のための時間は**まったくない**。社交生活で厄介なのは、ほかの人と一緒にいてはだめなのか、あるいはほかのことをやってはだめなのかと、いつも気に病まなくてはならないこと。

こんな状況の中でも、男性は女性よりも幸せなのだろうか。〔「でも君は、女より男のほうがはるかに幸せだと思っているのだね」とファリセオは言った。〕それでは私が偶然見聞きしたことについて[★12]。これはロンドンの友人を二度訪問したときのこと。いずれのときもその人の息子さんが居間にいた。昼前なのに、若い男性が暇を持て余しながら母親と一緒に居間に

★11 **男性の服を着る**　ナイチンゲールの時代のイギリスでは、上流・中産階級の女性は、くるぶしが隠れるほどの丈の長いスカートを着用するのが常であった。フランスでも同様の慣習であったが、女性作家ジョルジュ・サンド(George Sand, 1804-76)は、男性の筆名を使用しただけでなく、男性の服装で社交界に出入りし、人前でシガーを吸うなど、当時のジェンダーを超えた行動をしていたことで知られている。「カサンドラ」においても、サンドの著作からの引用が含まれており、ナイチンゲールがサンドに関心を抱いていたことは明らかである。

座っているなんて、奇妙な感じがした。こういう場所でよく見かける男性に対しては、「絨毯の騎士」「居間の勇者」「女にやさしい男」などのレッテルを貼ることがあるけれど、どれも軽蔑にすら値しない言い方。でも昼前に大勢の男性が居間にいて、出版物に目を通したり、ウステッド織★13をしたり、二流雑誌を読んでいるのを見かけたら、それこそ大笑いの種！もっとも昔の知り合いの中に、下院議員も務めたほど高名な男性がいて、ウステッド織に精を出していた人がいたけれど。また別の人について、友人からこんな話を聞いた。「あの男《ひと》の唯一の欠点は気が良すぎることなのです――毎日お母さんを馬車に乗せて出かけるんですよ。他所から招待を受けると、母と食事を一緒にしなくてはならないのでと、おっしゃるのです。たとえお母さんからお許しが出て、ティー★14に来られることになっても、その人は行かないのですよ。」

それでは、なぜ男性がウステッド織をやったり、妻と毎日馬車で出かけたりすれば、女性が同じことをやるよりも滑稽に見えるのか。なぜ男性たちが昼前に居間のテーブルの周りに集まっていたら、笑われるのだろう。女性の集まりなら、さもありなんと思えるのはなぜだろう。女性は、自分にはやるべきことがないと自認しているというのだろうか。男性の時間は女性の時間よりも、本質的に価値が高いというのだろうか。それとも男女の差異は、女性にはやるべきことがないと自認するから生じるのか。

女性には、邪魔が入って困るような、重要な仕事があるとは思われていない――「授乳すること」★15は例外。でも次いで奇妙なことは、女性自身がこの考えを助長していること――この状況を支援するような本を書き★16――何事も深く考えないように自らを訓練し、その結果、世

★12 **それでは私が偶然見聞きしたことについて**　原文では引用符（“）で始まっており、ファリセオのセリフに対する返答と考えられるが、これに対応する結びの引用符（”）がない。そのため、前パラグラフの続きでノファリアリの独白として訳出している。

★13 **ウステッド織**　梳毛（そもう）織。梳毛とは、主として羊毛繊維をくしけずって長繊維のみを直線状に揃えた糸。ウステッド織はこの糸を用いて織ること、またその織物を指す。

★14 **ティー**　昼食と正餐の間（午後四～五時頃）に催されるお茶会で、軽食が出る。

★15 **授乳すること（suckling their fools）**　シェイクスピアの戯曲『オセロ』（*Othello*, 1602）第二幕第一場より。デスデモーナ（オセロの妻）から、理想の女性は普段何をしているのかと問われ、イアーゴ（オセロの旗手）は“To suckle fools and chronicle small beer”と答えている。

★16 **この状況を支援するような本を書き**　ヴィクトリア朝の社会慣習として、男女の活動領域や役割は明確に区分されていた。男性は公的領域（社会）での活動に従事するのに対し、女性は私的領域（家庭）での活動にとどまることを余儀なくされ、女性による社会活動として容認されたものは、慈善活動などに限られていた。そうした女性の役割と活動の意義について明文化したコンダクトブックは、女性が果たすべき使命・義務を明文化した作法マニュアルとして流通した。女性作家によるコンダクトブックには、セアラ・ステックニー・エリス（Sarah Stickney Ellis, 1799-1872）の『イングランドの女性たち』（*The Women of England*, 1839）、『イングランドの娘たち』（*The Daughters of England*, 1842）、『イングランドの妻たち』（*The Wives of England*, 1843）、『イングランドの母たち』（*The Mothers of England*, 1843）などがある。

界にも他人にも価値あることに従事するのではなく、むしろそれをあきらめて「社交生活の要求」に真っ先に応じるようになった。女性は、知的な仕事が単なる利己主義の娯楽だと考えることに慣れてしまい、自身よりさらに利己主義で浅薄な人に譲ることが「義務」だと思っている。

これから話すことは（後に有能で時の人となった）ある男性のこと。その人がまだ若い頃、読書に勤しんでいたところ、高慢な母親と妹に呼ばれたのでやってきた。妹はいずれ社交の席上で異彩を放つと思われるような女性だった。しかし用事が済むとその男性はこう言った。「いいですか、覚えておいてください――こんなことは二度とごめんですよ――今回は不機嫌だと思われたくないから来ましたが――次は絶対来ませんからね。」これが若い女性であれば、自分の母親や姉妹にこんなことを言うなんて、考えもつかないだろう！そういえば以前、管理経営能力に長けたある女性は、「必要なときにすぐ中断できないことは、決して引き受けない」と言っていた。

「それじゃ、古典や数学、それに政治学の分野で優秀な女性もたくさんいるけれど、これはどう説明するんだい。」{（とファリセオなら言うだろう。答えはこうだ。）}

夫に先立たれた[★17]、病気である、一家の働き手がいない、という三つの理由――あるいは弁明――があれば、女性も職業をもつことが正当に認められるようだ。明らかに、不屈の精神をもっている女性なら、先ほどの三つがなくても十分に認められることもあるだろう。でもそんな例は極めて稀なこと。

でも社交活動は、このように義務に縛られる女性の知性をどれだけむだにしていることだろう！　一般に、社交は知性を磨くために必要なものだと言われている。だけど私たちは社交活動に何を求めているのだろう。社交で知性を磨くのは、当意即妙の返答が一種の**離れ業**だから［それに備えるため］――切羽詰まったときに、何か即興で言えるような話題を持ち合わせておらず、また［常日頃］そのようなことに関心がなければ、それも然り。とはいえ、なんの「ために、わざわざ外へ出向いていくのか。★18」私たちが聞きたい話をしてくれそうな人に出会う機会――あるいは、**ほかの人たち**が聞きたい話題を探す機会を得るためだろうか。例えば、ちょっとした話なら構わないけれど、手持ちの話題がそれほど多くないときの対処法について。誰かと約束をするとき、「一〇分くらいどうですか。それ以上はちょっと難しいの

★17　**夫に先立たれた**　原文では引用符（"）で始まるが、これに対応する結び引用符（"）がないので、ノファリアリの独白として訳出している。

★18　**なんの「ために、わざわざ外へ出向いていくのか」**　「マタイによる福音書」一一章八節、"What then did you go out to see?" から。

ですが」と言うことがよくある。だから特におもしろい話をする必要などない。社交の真髄は、長ったらしい会話や差し向かいでの話をすべて避けることとなのだから。

「滑れ、つかまるな」[★19]とは言い得て妙なモットー。優れた「サロンの女主人」を褒めたたえるのはこの点にある。つまり客人を会話に没頭させない、あるいは長話をさせない――そして常に、客人に自分の「義務」を想起させる、そういう女主人のことを指している。社交に出向かない人たちには、至極もっともな理由がある。それは仲間同士の間で言いたいことや聞きたいことの話題が尽きないということ。また「仲間同士なら」新たな話題もみつかるだろうというぼんやりとした期待もあるのだろう。

そこで一人になる機会について「考えてみる」。私にはこれまで一人の時間と呼べるものはなかった（家の中で誰も目を覚ましていない時間は例外）。一人になると、必ず他人の気分を害したり、怒らせたりすることになるから、怖かった。なぜみんなは遅くまで夜更かしをするのだろう。あるいは稀なことだけれど、なぜ早朝に起きるのだろう。それは昼間の時間が短いからではなく、「自分の時間がない」から。{「だけど他人が同席していても、何かできることはあるんじゃないか。最善のアドバイスではないけれど、僕に言えるのは、君もできるだけ早く学ぶことだよ――就学児童と同じように」とファリセオは言った。}

それでは、社交の場や家庭の中でやれることを考えてみよう。私たちが取り組む学習[20]の体系はどうなっているだろう。みんな自分の本や新聞を朗読して、五分ごとに何か話をしている。それなら「朗読される［のを聞く］」のはどうか。これは人間の知性を行使するという点では、一番惨めなものではないだろうか――そもそもこれは知的な訓練といえるのか。私からみれば、それは両手を縛られたまま仰向けに寝ていて、食べ物がのどを通っていくようなもの――さらにひどいのは、すぐにのどが詰まってしまって、うまく飲み込めない。ところが、のどが詰まろうがおかまいなしに、食べ物はどんどん入ってくるのだから。

知性の満足という話はこれで十分。でも既婚女性の社会での立場となると、状況はさらにひどい。以前聞いた話によると、ある既婚女性は、もし自分の時間がほんの少しでも取れるなら、手や足を骨折しても構わないと言ったらしい。私は「感染」の恐れが同じような効果を発揮するのではないかと、頻繁に願っていた。

女性の間では、女には何もすることがないという取り決めがあり、なんのためらいもなく

★19 「滑れ、つかまるな（Glissez, n'appuyez pas）」 スケートをする人々を描いた一八世紀の版画“L'Hyver”（『冬』、大英博物館所蔵）の下に添えられた一節（“Glissez, mortels, n'appuyez pas”）から。

★20 **私たちが取り組む学習（literary exercise）** 字義では「文学演習」の意味だが、ここでは文学の専門的な演習ではなく、読書による学習のことを指している。

「今日の午前中は、ここであなたとご一緒しましょう」と口にすることがある。当然相手もそれに応じ、逆にもし拒否しようものなら、それはばかげた振る舞いだとみなされる。それどころか、もし双方が、「どうぞお越しください」とか「午前中ならいつでも大歓迎です」という間柄であれば、拒否の態度はむしろ社交辞令か、相手を慮るものとみなされるだろう。

　これは前回、私が田舎に行ったときの話。若い人向けの大きなパーティが隣の屋敷で開かれた。すると、「午前の時間をご一緒しましょうよ」と近隣の家に声がかかる。「午後には一緒に馬車で出かけましょう」「ご一緒に散歩しましょう」「明日は遠出をしましょう」「今夕はご一緒しましょう」と続く。これらの誘いは友好的で妥当なことであると思われている。数週間後、その家の人たちは帰っていったが、もちろん、自分たちの招待が申し分のないものだったことを微塵も疑ってはいない。むしろ、非常に楽しい時間を一緒に過ごすことができ、だからこそ「私たちは毎日一緒にいた」と思ったことだろう。こんなふうに、女性は演技をして生涯を過ごす。けれど私には、時間は何よりも貴重なものだと思える。もし他人が毎日、午前と午後にやってきて、私から半クラウン★21「に値する時間」を奪うなら、警察当局にその補償をしてもらいたいくらい。ところが、私たち「女性」の間では、「女の」時間は価値がないというのがお決まりとなっている。もし知識階級の男性に対して、「何某さんが私を迎えにくるまで、よければ一時間ほどご一緒したいのですが」と午前の訪問を申し出たら、［この訪問によって］この男性には一ギニー［に相当する時間］の損失が生じるだろう。だから文句を言う権利が発生する。けれど女性にはそんな権利はまったくない。その時間は「**たかが女の時間**」という認識でしかない。｛「そうか。だけど君は、抵抗できない（ことは問題だ）と言いたいのだね」とファリセオは言った。｝

「女にはいわゆる『社交活動』に**抵抗し得る手段**はないの」とノファリアリは答えた。「女は、幼少期からこんなふうに教え込まれている。もし、一日中忙しくて手が離せませんというようなことを、**自ら進んで**言おうものなら、それは性格が悪いからだとか、『**女の使命**』（『使命』の部分を強調しておかなくては）というものをきちんと理解していないからだ、と思われてしまう。過去に一度でも、女性が、自然科学・芸術・文学などの分野で『余暇の成果』なるものを**示し**、女も男と同じ待遇を享受すべきだと申し立てたことがあれば、女だって自分の時間を**もつこと**は正しいと、認めてもらえることがあるかもしれない（たとえそうでも、可能性は無に等しいのが現状）。ところがどう見てもそれは無理な話。女性に公表すべき成果がない以上、結局、運命を受け入れてあきらめるしかないわね。」

★21　半クラウン　五シリング銀貨、一五五一〜一九四六年に流通。

〝ノファアリは黙ってしまった。兄である私も何も言わなかった。正直なところ、私は何を言えばいいのかわからなかったのだ。二人はその場に座ったまま、まっすぐに吹き上がる美しい噴水を眺めていた。ようやくノファアリが低い声でこう言った。

「ほら、あの水しぶきは尖塔のようにぐんぐんと天に向かって伸びていく。★22 でも決して天には届かない。悲しみと失望の涙を流しているよう。それでも次から次へ水を吹き上げている。ああなんということ！ あの水しぶきは翼や足を鎖でつながれているのね。だから下へ下へと引き戻されて、地上に落ちてしまう。運よく逃れた水滴も雲の中に散らばって、風に吹き流され、やがて見えなくなってしまうわ。〟

〝見て。噴水がもう一度天を目指してぐんぐん伸びていく。今回はうまくいきそう。無限に向かって昇っていくのを見守りましょう。どんどん高く昇っていく。あの勇ましい心意気なら、天にも昇れるわ。地上は制覇した。もう地上へと引き戻す力の及ばないところにいる。ああ！ どんどん上昇していく！ もうあんなに高いところに。重力の縛《いまし》めから逃れた。大地はもはや引き戻す力を行使できない。もっと高く昇れ。勇敢な魂よ、恐れを知らぬ魂よ、もっと高く！ あなたは困難を乗り越えたのよ。さあ元気を出して。★23 あなたはこの世界を制覇した。よくやったわ。〟

〈ああ、なんということ！　風が水柱の大部分を押し流してしまった。水しぶきには大きな裂け目ができた。落ちてしまうのか。落ちてしまうだろうか。水の矢を支えるものはない。なんとか雲にしがみついているだけ。
いいえ、まだ落ちていない。勇敢な魂よ、まだまだ高く昇っていく。おお！　生命力の強い魂よ、不屈の精神よ！　土台を失ってもなお、自身の力で進み続けたのに。ああ！　今どこにいるの。覇気は潰《つい》え、力なく、命も尽きた。闘いは終わり、望みもなくなった。水は力尽きて草の上に落ちてしまった。ついさっきまで天を目指して奮闘していたのに——命が果ててしまった。もうなんの慰めもないのか。あの闘いはすべて無に帰したのか。高貴な心が天を目指すことは愚かなことだというのか。〉
〈おかげで恩知らずの大地は肥沃になった。天を目指して進み続けた水は、雑草に恵みの雨をもたらした。水は無限の空間を目指そうとしたが、その結果、草の葉を青々と生い茂らせ

★22　**「ほら、あの水しぶきは……高貴な心が天を目指すことは愚かなことだというのか。」**　ノファリアリの発話だが、結びの引用符がないままに、第三者による語り「おかげで恩知らずの大地は肥沃になった。」に続いている。そのためこの箇所でノファリアリの発話に区切りをつけて訳出している。

★23　**さあ元気を出して（be of good cheer）**　「マタイによる福音書」九章二節、ヨハネによる福音書一六章三三節からの引用。

ることになった。ノファリアリは明らかに涙を流していた。ファリセオは、これまでノファリアリが泣いているのを見たことがなかった。しかし今、ノファリアリは、噴水のことを思って、本当に涙に暮れていたのだ。なんとかノファリアリの気を鎮め、なだめるために、ファリセオは、ノファリアリの意識を、小さな噴水が太陽の光の中で跳ね回る様子に向けようとした。ファリセオは、自分は非論理的思考とはまったく無縁だと思っているが、ここはノファリアリのために「バッラータ[★24]」を利用して――ノファリアリの悲観的な空想は、世界中のどこを見ても現実的なものではないことを示した。｝

｛「ごらん、子どもの噴水が太陽の光の中で跳ね回り、踊っているよ！ほらあの子！あの子は太陽に向けて矢をつがえているよ。あれはアポロン神をまねているんだな。背筋を伸ばしてまっすぐ、大胆不敵に、笑いながら矢を放っている――ところが矢は何も傷つけることなく、無邪気にあの子の足元に落ちた。あの子は楽し気に笑って駆けていき、また戻ってきた。今度はうれしそうな顔を母親噴水の背後に隠して、こんなふうに言っている。太陽は偉大なる手を広げて、僕［子噴水］の矢をつかもうとしたけど、できなかったんだよ、と。｝

｛ほら、今度は弟が下のほうできらきらと水を跳ね上げているよ。あの子は小さな手足を広げて、楽しそうにふざけている――水泳でもしているつもりかな。そら、もう一人が端っこまで到達して立っている。ここまでおいでって呼んでいるよ。あそこではもう少し年上の子たちがわいわいと大勢で、水滴のバトルドア・アンド・シャトルコック[★25]をやっている。長い夏休みで疲れた二人は、お互いのえくぼのある頬を寄せ合って、上空で起こっているおっかなびっくりのことなんかを夢見ているのかな。なぜあの眠っている子の頬は明るいバラの花弁のように赤いのだろう。うっすらとザクロ色に染まった雪のような雲を見て、きっと空の上はすばらしいところに違いないと思っているよ。あの子に、あそこまで飛んでいって、白と深紅のうっとりするような壁を眺めさせてあげることはできないかな。仲間が踏み台になってくれて、そこから少しずつ壁をよじ登っていくんだ――あの子のバラ色の翼はまだ小さすぎて、そびえ立つ水の先端には届かないけれど、天から輝く日の光が射してきて、あの子に手を差し伸べてくれる。そうしたら、優しい兄の腕を借りて、噴水のてっぺんまでたどり着けるよ。ほら、うれしい気持ちを歌に込めて、あの子は小さな槍を高いところから振って合図をしている。あの兄弟たちのように、光に満ちた喜びの生活を夢見れば、楽しい朝になるよ！もっとも天空に長居をすることはないだろうし、母なる大地に戻ってきたくなるだ

★24 バッラータ　一三世紀後期～一五世紀のイタリアの詩形、楽式。
★25 バトルドア・アンド・シャトルコック　バドミントンの前身。

ろう。そしてぴょんと飛び降りてきたら――姉の噴水がうれしそうなまなざしで受け入れてくれる。勇敢にも飛び立った子ども、イカロスがなし得なかった飛翔を実現した子どもが、傷一つない翼をほれぼれと眺めている様子を、姉は優しく勝ち誇った様子で［ほら見てごらんと］水鏡を掲げてくれる。★26｝

｛そして今、みんなで集まって楽しく一つの輪になり、天空から降りてくる陽の光を集めている。中でも一番のお調子者が輪から飛び出て、まだ小さな膝に多量の光を集めている。でもごらん、兄弟たちに向かってきらきら光るものがまた投げ込まれた！ 今度は美しい精霊の姉が小さなボートに乗ってやってきた。あの元気な噴水の子は、うれしそうな声をあげて退却したね――二つの兄さん噴水は、子どもならではの美しい色の花飾りを馬具につけている。忘れな草の花輪だね。

ほらごらん！ 兄さん噴水が弟に、水面に形成する輪のルールについていかめしく説教している――あの噴水の子はどんどん輪を広げ、自分の領域を飛び越え、兄さんの目の届かないところへ行って見えなくなってしまった。でももう片方の兄さん噴水は、上機嫌で大笑いだ――逃げ出そうとする弟を捕まえようと、頭から水の中に飛び込んだ★27。きらきら光る水しぶきを上げているよ。そら（これは想像を絶する驚きだ！）アルキメデス少年だって、もうびっくり仰天だ！　大理石でできた家の堅固な壁が砕けるように、水しぶきは千のきらめく宝石のかけらとなって、波間に漂い、光の宝石となって輝いている。小さい子が飛び込んでできた騒動は、水鏡が反射鏡★28となって延々と続いているんだ。〉

〈さあ、水しぶきは王を囲んで踊り、新しい遊びが始まった――光り輝く笑顔がまさにこの空を明るく照らしている。祝福の精霊たちよ！　嬉々とした陽気な妖精たち皆に祝福あれ！　これはこれは皆の王、最も勇敢で、最も敬愛すべき者ではないか！　汝に喜びあれ、祝福の子よ！――見よ！　ゼウス神の鳥である高貴な鷲だ。急降下ではなく、ゆっくりと空から舞い降りてくる。家父長らしくその力を誇示しながら、ガニメデス少年★29を持ち上げるんだ。ガニメデスは鷲の首にしっかりとつかまり、疑うことを知らずに鷲の顔をのぞき込んでいるよ。そして鷲はゼウス神のもとへガニメデスを運んでいく。そこでは無垢と権力が互いにキスを交

★26　**水鏡を掲げてくれる**（she holds up her watery mirror）　シェイクスピアの戯曲『ハムレット』（*Hamlet*, 1600-01）第三幕第二場、「昔も今も、芝居の目的とは、自然を鏡に映し出すことだ」（"the purpose of playing, / whose end, both at the first and now, was and is to / hold as 'twere the mirror up to nature"）から。

★27　**アルキメデス**　（287?-212 B.C.）ギリシアの数学者、物理学者、発明家。

★28　**反射鏡**　光を反射させて、その方向を変えたり、像を結ばせたりするために用いる鏡。平面鏡、凸または凹の球面鏡、放物面鏡など。

★29　**ガニメデス**　（ギリシア神話）ゼウスに誘拐されオリンポスに運ばれたトロイの美少年。

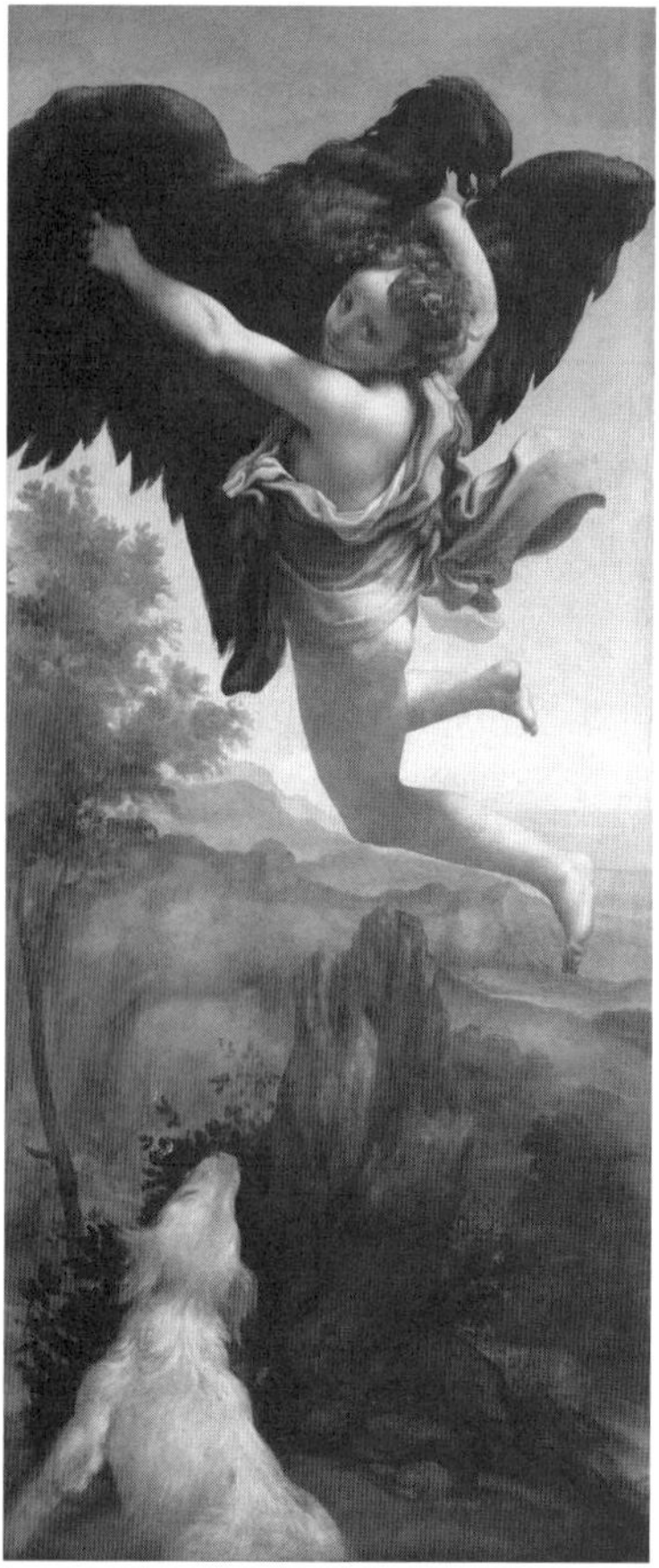

ガニメデスの誘拐（1531頃）
The Abduction of Ganymede, Antonio da Correggio,
Kunsthistorisches Museum

ガニメデスの誘拐はギリシャ神話のエピソードの1つ。オリンポス山で下界を見ていた大神ゼウスは、羊の世話をしていた絶世の美少年、トロイの王子ガニメデスを見て、その美しさに感動する。そしてガニメデスを酒注ぎ役にしようと企み、鷲に姿を変えて天へと誘拐する。

わし、永久に協力し合うんだ。」｝

｛「ノファリアリは、青白く冷たい、そして無味乾燥な世界にたった一人だった。そして空から雪が音もなく静かに、絶え間なくゆっくりと静かに落ちてくるのを、座って眺めていた。ついに春の花も常盤《ときわ》木も皆すべて、すっぽりと雪に覆われてしまった。人の足跡がついていない、真っ白でわびしい空間が広がるだけだ。空中には雪と霧が飛び交い、数ヤード先はもう見えない。あたり一面真っ白の広がりですら、霧が立ち込めて壁のように視界を遮っていた。ノファリアリはつい先ほど手にした慰めのことを思い巡らした——「ここに来て社会と折り合おう」「社交の仲間入りをして、みんなと付き合おう」「世間と揉めごとを起こさないように」「郷に入れば郷に従え」という忠告だった。これはまるで、雪の重みに耐えかねて押しつぶされた低木に向かって、雪と「喧嘩をするな」と説くようなもの。あるいは、マツユキソウ★30に向かって、ずっしりのしかかる雪の重みと「折り合いをつけろ」というようなもの。」｝

｛「私の人生は、あのように空から降る雪に押しつぶされる風景のようなものだった」とノファリアリは言った。見渡す限り、雪と霧以外は何も見えない。これは神が意図したものだ

★30 マツユキソウ　ヒガンバナ科の多年草。先端に数個の白い花が下向きにつく。

と言われている。神は、果てしなく広がる雪が、すべての生き物と緑なす春を押しつぶしてしまうことをお望みになったのか。そうだ。私はそう思う。けれどこの状況は一時的なこと。「もっと気楽に人生を眺めてごらん」と人は言う。ひどい発作を起こし、ベッドでもがき苦しんでいる人に対して、「これは神様の思し召しだから、もっと人生を気楽に考えなくては」と言う。そして「ほら、楽になったでしょう」と言う。「そのような苦しみはもうここにはないのだから。」

私の望みは、私が考える秩序と道徳観と愛で
この世界を再生すること。
ああ！いつになったら、
じっくりと熱意を向ける仕事で満たされた生活を
送ることができるのだろう。

「私はこの美しい場所を馬車で回るのが好き。あなたもいかが。私は庭を歩き回るのが好き。あなたもいかが」という慰めの言葉をよく耳にする。まるで子どものようだ。子どもというものは、二週間の休暇があれば、その間ずっと気持ちがうきうきするし、休暇が永遠に続くような気がする。過去も未来も関係ない。

〔「ああ！　壊れた心というものは、弱く冷たい！」とノファアリアリが言うのを、私［ファリセオ］は聞いた。「なぜそんなに打ちひしがれているんだい」と私は聞いた。「この世で手に入るものはすべてもっているじゃないか。」「私が、すべてを、ですって！」とノファアリアリは言った。「今の私には、この世で望むものは何も手に入らないし、楽しみもない。」「いったいどういうことなんだい」と私は問うた。「知りたいなら、私の話を聞いて。そうすればあなたにもわかる。」〕

社会は私をすっかり打ち負かしてしまった。私の望みは、私が考える秩序と道徳観と愛でこの世界を再生すること。今の私は、朝食からディナーまで、ディナーからティーまで、ウステッド織の手仕事などで手一杯。早くベッドに入りたいと思う以外、なんの楽しみもない。ああ！　いつになったら、じっくりと熱意を向ける仕事で満たされた生活を送ることができるのだろう。目的に向かって真っすぐ進み、ちょうどあの鳥のように、向かい風をものともせずにねぐらに帰る――神の法を知り、それを実行することのできる人がもつ冷静さと自信をもって。｛いつになったら、そんな生活ができるのだろう。｝

では、私が**目にしている**ものはなんだろう。私には、偉大な、そして最高の組織が今、崩壊しつつあるのが見える。気高き大志、高潔な夢、そして豊かな才能をもつ一七歳の少年少女たちの前では、私は頭《こうべ》を傾けよう。**人の姿をした神**★1の御前に立ったときのように。でもあの子たちも三〇歳になる頃には、萎えて、無気力になり、影が薄くなってしまう。「なんてことだ！　理想も何もかもなくしてしまった」とつぶやくことになるだろう。

「若者の夢」はいまや人生訓となっている。生物体★2というものは、幼い頃は豊かさに恵まれているけれど、将来の見込みはお粗末だ、という教えはすでに飽きるほど繰り返されてきた。でもこの流れは異常な事態ではないだろうか。私たちはいつもこの英雄的行為《ヒロイズム》を**うまく利用してきた**のではないだろうか。これまでの例からみて、英雄的行為とは独立自尊でやっていき、そのうちに栄養不足で消滅していくものなのだから。私たちはこれにどう対処していい

★1　**人の姿をした神**　キリストのこと。
★2　**生物体（organizations）**　別の箇所では、“organizations”を「組織・団体」の意味で使用しているが、ここでは「生き物」の意味。

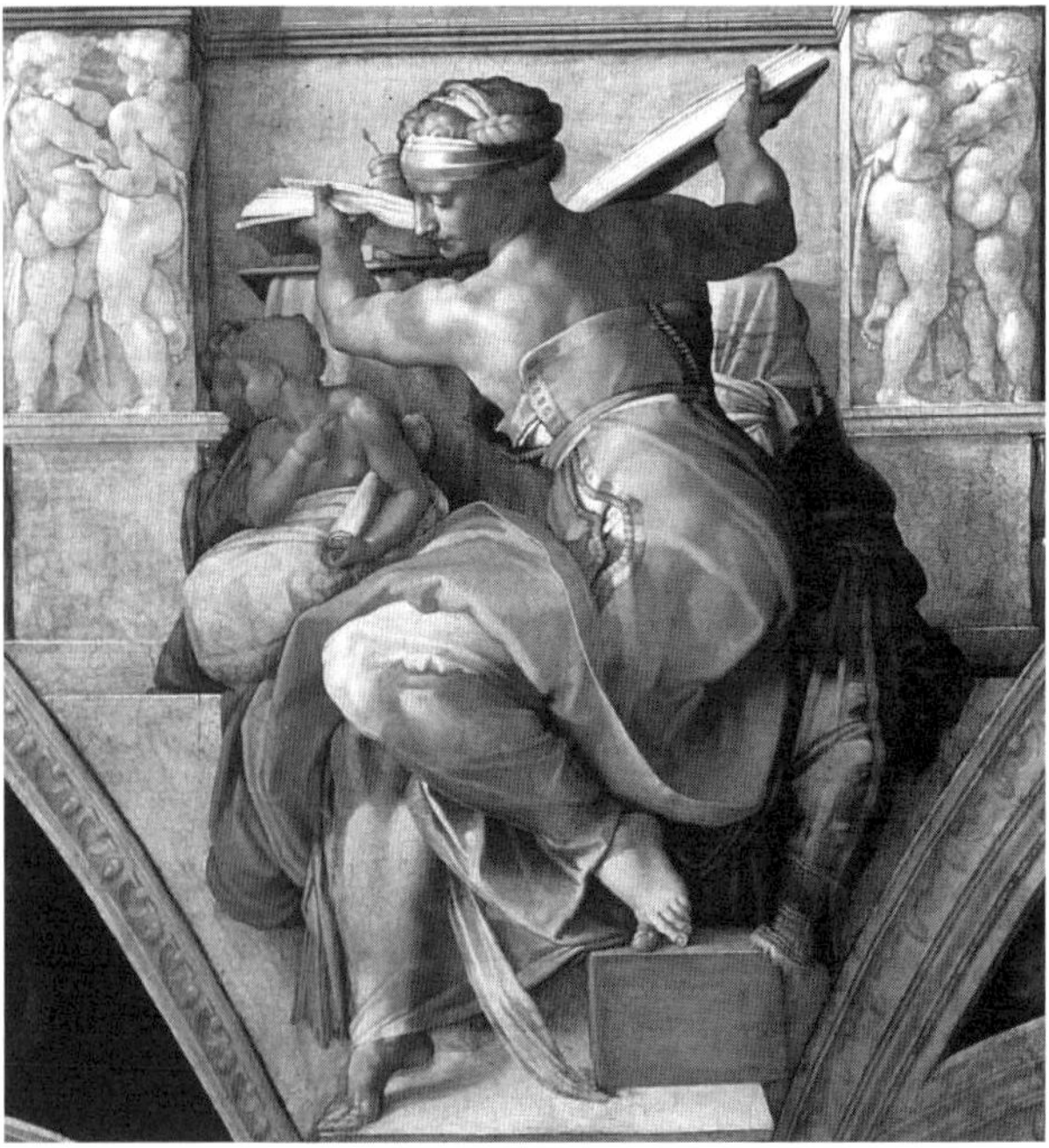

リビアの巫女（1511頃）
Sibilla Libica, Michelangelo Buonarroti, Sistine Chapel

システィナ礼拝堂の天井画には、天地創造、アダムとイブの楽園追放、ノアの洪水の場面を中心に、預言者と巫女、イエス・キリストの祖先たち、ユダ王国の歴代の王たちなど300人を超える人物が描かれている。
ペンデンティヴ（逆三角形壁面）に描かれている12人の預言者と巫女は、それぞれのポーズで、沈黙、思想、読書、瞑想、熱狂、恍惚、対話などを表しているとされる。

リビアの巫女は、リビア砂漠のオアシス都市シワでゼウスの神託を伝えていた女性とされる。その姿の美しさや暖色でまとめられた色彩、対象を背面からとらえる構図展開など造形的に完成度が高く、人気も高い。

のかわからない。むしろそんなものは、ないほうがよかったのに、とさえ思う。だからしょっちゅう笑い飛ばしてしまう。いつのときも「若者の夢」なんてものは厄介なものだと思う。

私たちの人生など、いかにわびしいものか！ 気の毒な人たちが次々と登場するだけではないか。ミケランジェロ★3の天賦の才は失敗に終わったのか。パスカル★4の才能は開花できなかったのか。サー・アイザック・ニュートン★5は凡人になったのか。そう。このうちの二人の才能をナイフに例えるなら、鞘が朽ち果てるほどナイフの出番がなかった★6。でも、本人がこの世を去るか病に倒れるまで、ナイフ自体は錆ついてはいなかったのだ。

なぜ私たちは、このような気高く、そして成長期にある英雄的行為を、朽ち果てるままに

★3 **ミケランジェロ**　ミケランジェロ・ブオナロッティ（Michelangelo Buonarroti, 1475-1564）。イタリア・ルネサンス期の彫刻家・画家・建築家・詩人。バチカン宮殿システィナ礼拝堂に描かれた天井画「最後の審判」（The Last Judgement, 1535-41）などの作品がある。16ページ★21参照。

★4 **パスカル**　ブレイズ・パスカル（Blaise Pascal, 1623-62）。フランスの哲学者、数学者、物理学者。「人間は考える葦である」の言葉が有名。死後に遺稿が『パンセ』（*Pensées*, 1670）として出版された。

★5 **サー・アイザック・ニュートン**　（Sir Isaac Newton, 1642-1727）。イギリスの物理学者、数学者。万有引力および微積分法の発見者。著書に『プリンキピア（自然哲学の数学的原理）』（*Philosophiae Naturalis Principia Mathematica*, 1687）など。

★6 **二人の才能をナイフに例えるなら、鞘が朽ち果てるほどナイフの出番がなかった**　ここに名が出た三人のうち、ミケランジェロは存命中に伝記が出版されたほど有名であった。

放置せず、その時代にうまく生かすことができないのだろう。せっかくの才能を生かせず、何もできないこの有様。この人たちも居間に座って、別に言わなくても済むような話や、たとえその場にいなくてもできるような話をすることに終始するのだろう。

〈ああ、愛よ！　ああ、知性よ！　ああ、活動よ！　人間界の空には太陽も月も星もここにあるというのに！　皆、私の空から消え去ってしまうのか。〉

女性はしばしば知的な生活をしたいと願い、もがき苦しむ。〈私は七年もの間、月の光の中で生きてきた。★7 月は青白い。まったくそのとおり。〉知性という月光が、澄んでくっきりと輝く光を雪原に落とす光景はわびしい。本当にそう。けれど私は、この荘厳な荒涼さが、この静寂が、この隔絶された感じが好き――もしここで生きることが許されるなら、もしこのまずっと挫けず、失望することがないなら［どんなにいいだろう］。でも、女性は知性という光の中で生きることはできない。社会がそれを禁じている。女性の「義務」と呼ばれている、つまらない習慣がそれを禁じているのだから。

女性の「家庭での義務」というのは大げさな言葉。でも大半は悪しき習慣にすぎない（とはいえ、女性にはこの習慣から自身を解放する勇気もなければ、この習慣をぶち壊す力もない）。この義務（あるいは悪しき習慣）とはなんだろう。いわゆる友人からの、意味のない大量の手紙に返信を書くこと——これは女性が、朝食用食卓で楽しみのノルマを自ら課すというレベルの話——それから仲間と馬車で出かけること。これらすべては、家族が女性に対して要求してくるもの。女性がおとなしく愛情深い性格なら、家族は世間よりももっと大きな影響力を行使することも可能になる。

女性はすっかり疲れ果ててしまった。希望がどんどん先送りされ、悲嘆に暮れてしまい、意志の泉も枯れてしまった。そうなると、**なんのために**義務を果たしているのかさえ、はっきりしない。だから女性は天賦の才としての知性を捨て、厳重に閉まった雨戸からわずかにこぼれてくる月の光を垣間見るように、知性のかけらを手にするだけ。そうなったとして、なんの不思議があるだろう。

家族とはなんだろう。家族は、男であれ女であれ、不滅の魂が成長する場としては、あまりにも狭すぎる。不滅の魂には、創造主★8が与えた才能や能力によってなすべきことが運命づけられているのに、「家族という」こんな矮小な空間では、やるべき仕事がみつかるのは百万分の一の確率でしかない。

★7 **月の光の中で生きてきた** 月は発光せず、太陽の光を反射することから、他者の陰で生きるという意味。
★8 **創造主（its Creator）** 神のこと。

家族は人を利用する。人にそれだけの価値があるからではない。また、人にはそのような利用価値があると思われてもいない。家族が人を利用するのは――ひたすら家族［という制度］のため。家族にとって、人は神が創りし状態のままでは［都合がよく］ない。だから家族は、［人間とは］こうあるべきという状態につくり変えてしまった。もし家族が、居間に座ってくれる人を必要とするのであれば、その役目は家族の誰かが務めなくてはならない――たとえその人が、神すなわち天賦の才能により、自然科学、教育、もしくは管理業務に従事する運命にあったとしても。この［家族という］仕組みによって、知性がどうしようもなく幼稚になってしまうこともあれば、知性は無言のまま苦悩を強いられることもある。

それでも家族は、制度としてきちんとその使命を果たしているのだと誇らしげに言う。もっともそれは、家族の者が「今、取りかかっていること以外、今日は特にやることはありません。この仕事も誰かの言いつけがあれば、すぐに切り上げられますから」と言える範囲のこと。言い換えると、個人の生活を破棄している限りの話。そして個人レベルでは、少なくとも女性が「個人的な望みや計画など何もありません」と言うなら、大いなる勝利の達成と考えている。これは、天賦の才能を無価値なものとして捨て置き、世間智と取り換えているにすぎない。これはいったいどういうことだろう。

結婚とは、女性がこの死［のような状況］から逃れる唯一（そしてまたとない好機）といえる。ああ！　なんと熱心に、そしてなんと無知なままに、結婚に応じてしまうことか！

現在、私たちは互いの満足を妨害するために生きている。競争、家庭生活、社交、その他にもあるだろう。私たちは、望まれもしないところへ出かけていき、また私たち自身が行きたくないところへも出かける。因習的な生活以外に何があるというのだろう。活動したいときには、おとなしく服従することを求められる。だから毎日何時間も、紋切り型の生活の要求にひたすら従って過ごしている――そのときは喜んでそれに取りかかるのだけれど。

個人の生活というものが皆、消えてしまうなんて、まったく驚く話ではないか。

｛私は七年間、因習的な社会の中でかすかな光を頼りに生きてきた。知性という月の光を求めてもがき苦しんできた。月に温かみはない――月は冷たく、物憂げで、鋭く無慈悲な光を放ち、暗い影をつくる。それでも、ああ！　ろうそくの光に比べれば、月は美しく、そして輝かしい。でも結局、私は重要な点を逃してしまった。いやむしろ、私のほうが見捨てられてしまったと言ってもいい。だから私はほかの光を夢見始めた。｝

私が夢見ていたのは、中途半端な善行で満足することではなく、道徳的活動を確実に遂行できる広い領域を求めていくこと。その活動のために私は訓練を積み、準備をしてきた。人に知られずひっそりと仕事をするためではない――でも私の歩みがこの先どこに向かうのか、私が目指すものはここから遠いのか近いのか、それはわからないし、標識もない。

　人はどのようにして、自分の道徳的活動を実践しているのだろう。私たちは「貧しい人たち」を訪問し、その人たちに教え、その人たちと話をする。けれど「成果を求めるな。水の上にパンを投げよ。そうすれば、何日か経て、それを見出すだろう[★9]」と言われる。それなら私はこう言おう。見たくないものに「**目を向けるな**」。そうすれば、それに気づくこと**なく**、仕事を切り上げることができるだろう。

　もし私たちが真面目な学習として仕事を学んでいたなら、そしてその仕事を専門職として着実に遂行するならば、仕事への心構えは違ったものになっていただろうし、成果も異なっていただろう！　もし医師が、慈善家と同じくらい、**自分の**仕事に精を出していれば、多くの患者は悪化する前にきちんと治療を受けられるのではないか。

〝ああ！　そのとおり、私はすっかり忘れてしまっていた。〟[★10]私たちが精神の治療よりも、身体の治療を高く評価した結果、社会での医師の地位は教師よりも高くなった。ガヴァネス[★11]の仕事に携わる女性は、それぞれが神から与えられた才能をもっている――ガヴァネスは、母親にできないことをやる能力を有している――でも息子はガヴァネスと結婚して自分を貶めてはならず、娘は医師と結婚するのはいいが、家庭教師★12と結婚してはならない。けれど、主治医は私のためになることをしてくれたが、家庭教師は何もしてくれなかった、とあなたは言うだろう。そう、これが本当の理由。精神科学の現状が非難される理由はここにある！　医学の地位は低いけれど、精神科学の地位はもっと低い。

そういうわけで私は、**自己学習**のための教育を夢見ていた（本当に夢に終わってしまったけれど）。人間の意識の法則を学び、その法則をどのように使うのかを学ぶため。そして今のこの世の状況では、教育というものがいかに不十分であるかを知って、今度は経験することを夢見た。それはパッチワークの経験ではない。私のいう経験とは、自分について知り、**どこに向かって**「パンを投げるのか」を知り、そして「投げる」べきは「パン」なのか石なのかを知り、その目的を果たすために、体系的にどんどん追及していくこと。〔でもむだだった。私

★9　**水の上にパンを投げよ。そうすれば、何日か経て、それを見出すだろう**　旧約聖書「伝道の書」一一章一節、"Cast your bread upon the waters, for after many days you will find it again." から。

★10　**教師**（school master）　ここでは男性教師の意味。

★11　**ガヴァネス**（governess）　一八七〇年までのイギリスでは教育は私事であった。ガヴァネスは女性家庭教師で、住み込みの場合が多く、子どもの教育だけでなく、しつけも受け持った。ガヴァネスをヒロインとする同時代の小説にシャーロット・ブロンテ（Charlotte Brontë, 1816-55）作『ジェイン・エア』（*Jane Eyre*, 1847）がある。

★12　**家庭教師**（tutor）　個人教師、家庭教師の意味。

の夢はすべてむだに終わってしまった——失望に苦しみ——闘いの末、私の心はひどくまいってしまった。｝

週に一時間の余裕があるとしたら、どのようにして言語を覚えればいいのだろう。パッチワークを一年間やるよりも、二週間を語学の学習に費やしたほうが効果はあるだろう。私は計画をすべてそのように進めた。けれど「レディ」たるものは、二日続けて「学校[★13]」へ行くものではない。レディは朝の食卓を離れることはできないし、取るに足りない「義務」を果たさなくてはならない。その「義務」とやらはほかの人が強制すべきものではなく、また先延ばしにすることも許されない。｛こんな具合に七年間も私は生きて｝そしていつも夢を見ていた——決してかなうことのない夢。あまりにも「ロマンティック」な夢だと思ったから、とても恥ずかしくて口に出せなかった。そんな夢は間違っていると思われないまでも、きっと笑いの対象になるだろうとわかっていたから。｛こんな生き方をして、ついに私の心は折れた。いまや私は三〇歳の老嬢となってしまった。｝

たとえもっと強い意志の力があったとしても、私は何もなし得なかった、と言っているわけではない。でも私が英雄だったら、私は自分の話をする必要などない。その場合、全世界の人たちが、私が遂行した使命の中に、私の物語を読み解いてくれただろう。けれど私は凡人で、ごく普通の人間にすぎない。だから自分の物語を自分で語ることにしよう。これは、社会と闘うことができず、また周囲の人たちの共感も得られず、自身の運命には、その成就のために激しく継続的な闘いを続ける価値はないものとあきらめてしまった、大勢の人たち（または死者たち）の事例。中には必死にもがいて自由を得ようとした例もある（ローマ・カトリック教会では、非常に多くの人たちが修道会／女子修道院へ入ろうと躍起になったが、動機はひたすらこれ［自由を得たいという望み］に尽きる）。けれど些細な口論は果てなく続き、その間にも疑念と失望が起こり、本当にこれでよかったのかと疑い、それが積み重なると、今度は人生そのものが疲弊してしまう。

〝こんな具合に七年間も私は生きてきた。その結果、いまや死んだも同然。私の北極星★14は今も空に輝いている——この星は（太陽や月のように）没することはない。けれど私の目はもうすっかりかすんでしまい、星は見えなくなった。私は迷子になり、すっかり疲れ切ってしまっ

★13 **学校**　元来貴族の男子は家庭学習が中心だったが、後に寄宿制のパブリックスクールを経て大学進学に推移した。後に中産階級の男子もパブリックスクールに加わってくる。一方、女子は家庭学習以外に、私塾で教養を身につけることもあったが、男子のように学術的な専門教育を受ける機会は稀少であった。ナイチンゲール家では娘たちの教育に相応しい家庭教師がみつからず、父のミスター・ナイチンゲールが教師を務めた。

★14 **北極星**　小熊座の首星（アルファ星ともいう）。日周運動においてほぼ位置が変わらないため、方位および経度の指針となる。この個所でも「指針」の意味。

た。｝
専門職・一般職を問わず、もし男性が余暇を利用して職業に従事せよと言われたら、どうするだろう。その人はその仕事のプロフェッショナルといえるだろうか。女性はどんな職業においても男性より劣る、というのが女性の間での共通認識となっている。そうすると、**女性は何ごと**も余暇の時間にやっている、というのは凄いことではないだろうか。
逆に、女性は音楽や絵画を娯楽（一般には**気晴らし**と言われるものだ）としてやっているだけなら、それに飽きたり嫌悪感を抱いたりしても不思議ではないだろう。
｛私はこの一四年間、ずっと太陽が昇るのを待ち続けてきた――純然たる人の共感の太陽――いわば受難の太陽★15ともいうべきもの。でもこれは意識して求めるものではない――私たちの自尊心と無知は同様にあまりにも大きくなりすぎた――けれど知らないうちに、受難の太陽は私たちの意識の中に影を落としている。｝
いかなる知的生活の夢にも、また行動する生活の夢にも、｛私は幻影を伴っていた。私に共感を寄せてくれる幻影は、私をいさめたりせず、私を導き、私の行き先を照らしてくれる。でもそれは観念にすぎない――意識の中ですら、手を伸ばして届くものではない。私は結婚というものを放棄してしまった。もしその［結婚という］観念を受け入れるなら、それ以外のすべてを犠牲にしなくてはならないから。男女が等しく義務と権利をもつという考えを受け入れないのは、男性よりも女性のほうに多い。女性は**男性の**運命の背後に隠れて、自身を無力にしてしまう。私はこのことをよくわかっていると感じていた。〕私は男性に足りないところを補足するものにすぎない。女性は夫の仕事のために我が身を捧げる。女性はその中で副次的な役割を演じ、やり通す。[16] 女性は、たとえ自分の運命、あるいは自分の仕事をもっていたとしても、十中八九、それを放棄しなくてはならない。中には、ごくわずかだけれど、ミセス・サマヴィル、[17] ミセス・チザム、[18] ミセス・フライ[19]のように、そうしない人たちもいる。で

★15 **受難の太陽** 旧約聖書「マラキ書」四章二節。形骸化した礼拝を執り行う祭司に対し、再び神との契約を守るように警告がなされており、救世主の再臨が「義の太陽（"the Sun of Righteousness"）が昇る」と記されている。「受難の太陽」はキリストの再臨を意味し、「義の太陽」を示唆している。

★16 **やり通す（fill up）** 「マタイによる福音書」二三章三二節、「（升目を）満たす」（fill up the measure of）から。この個所では、女性が自身の役割を「満たす＝遂行する」という意味で使用されている。

★17 **ミセス・サマヴィル** メアリー・フェアファックス・サマヴィル（Mary Fairfax Somerville, 1780-1872）。スコットランド出身の博学者で、オックスフォード大学サマヴィル校の名前の由来となった人物でもある。

★18 **ミセス・チザム** キャロライン・チザム（Caroline Chisholm, 1808-77）。福祉・慈善活動家。オーストラリアへの女性移民の援助活動で名高く、支援者には小説家チャールズ・ディケンズ（Charles Dickens, 1812-70）も名を連ねている。

★19 **ミセス・フライ** エリザベス・フライ（Elizabeth Fry, 1780-1845）。クェーカー教徒で、刑務所制度の改革者。

もこの人たちは例外。実をいうと、女性が自分の職業をもつこと自体が稀だから、大して問題にもならない。女性には、かかわりを断つことのできる対象者はいない。男性は結婚によってすべてを得る。「[妻という]協力者」も手に入れる。でも女性が[結婚によって]得るものは何もない。

｛もし求められたら、直ちに感情も宗教も社交も政治も犠牲にするだけの覚悟をするか（もっともこれらすべてがなくなってしまえば、私という存在の大部分もなくなるけれど）、あるいは愛と結婚を犠牲にするか、どちらかを選ばなくてはならない、と私は感じている。私は後者を選んだ。だから今、私はすべてを失った――必死になって求めた賞も罰も栄光も、そして私にとって軽蔑の対象だった、どこにでもあるような幸せも。いまや私は死んだも同然。｝

｛おこがましいことだけど、私は自分の力量を測ってみた。でも、とても期待できるものではなかった。私の価値は下がる一方で、いまや結婚がもつ月並みな意義を見失ったことを悔いている。栄光は去った。命の輝きも私から消えていった。今はただ苦しみだけが、生きているという実感を与えてくれる。これがなければ、私は自分がとっくに死んでしまったと信じていただろう。いったいどんな動機で、結婚という安楽な着陸地点から逸れてしまったのか、もう思い出せない。私は以前の自分の記憶すらなくしてしまった。

かつて一度だけ、自分の天職に対する気持ちを取り戻したことがある。［そのときばかりは］かつての行動の源泉を思い出した。人の共感を得たいという夢は日夜私に付きまとい、私を苦しめ、もう少しで生きているという感覚を失ってしまうところだった。今にして思えば、あのときにどんな犠牲を払っても、夢をかなえるためにもっとうまく立ち回るべきだったのに。けれどもう手遅れ。｝

｛もはやこれまでと思ったときに、私は、これから三か月間、一般の人たちの中に入り、病人、犯罪人、貧者の世話をするように求められた（これは人生の中で唯一、わくわくするような出来事だった）。実際に業務に携わるという生活が戻ってきた。当時の私は、アヘンか小説に浸って生涯を過ごした人のように疲労困憊していた。もう動く気力すらないほど消耗していた。｝

もし人が、充実した興味深い人生に繋がるような一連の活動に参加し、その仕事にふさわしい訓練を継続して受けたなら、仕事をすることは訓練の成果を試すことになるだろう。これこそ実用的な訓練の理想。これは理論的な教育とは違う。その意味で私は鍛え直された。自分のなすべきことを成就し、人生に満足し、知識欲と行動欲も満たされた。私は自分のなすべき仕事をみつけ、それを実行する手段を得たのだから。

振り返ってみると、若い頃はよく、女優の生き方がとても幸せだろうと思った。女優は称賛を浴びるからとか、名声を得るからということではない。そんなことは考えもしなかった。女優は午前中に稽古を行い、夜にその成果を演技の中で披露する。実際にやってみることで学習の成果をテストする、身体を使って具現化することで間違いを正す、午前中に弱点を克服するための稽古を行い、欠点を改め、夜にはもう一度改めたところがうまくいくか試してみる。このようにすれば、果てしなく上達していくのではないかと思っていた。

｛「だけどいったいなぜ」と、ついに私［ファリセオ］は言った。「この人生に満足できないんだい。こんなにも愛と楽しみにあふれているじゃないか。僕は五分だって一人でいたくはない。それに専門職になど就きたくもない。それなのに、なぜ君はそんなことを望むんだい。」

「私は（……）このわずかな息を止めよう［つまり、死を選ぼう］としたのよ。同時にこの心にかかる苦悩もね。何度そうしようと思ったことか。」「なぜそうしなかったんだい。なんのためらいがあったんだい。」｝

多くの場合、自害をとどまるのは、神に向かって「神様がお許しにならないだろうから、私は絶対に死を選びません」という以外にない。それに自害しても「なんの役にも立たない」から。｛「そうか、でも話してごらん。これほどの苦悩の原因を教えてくれないか。僕にはまったく理解できない。これまでにたくさんの話をしてくれたけど、僕にすれば、それだけなのか、という感じだ。」
私には知性の糧はあっても、心の糧はない。活動の糧もない。これでもまだわかってもらえない。ああ！｝もし、身体に食べ物を与えなければ、どう訴えればいいか。世界中がこの話をどのようにして聞くのか。新聞は一斉に書き立てるだろう。大文字で「餓死だ！」という見出しのついた記事を。けれど、『タイムズ』紙が「飢餓による頭脳の死」や「飢餓による道徳的活動の死」という記事を出そうものなら、人は笑い、あきれかえるだろう！人は知性にも感情にもまったく無関心だから、自分がそれらを有していることに気が回らない。多少なりとも重要なのは身体だけ。｛「それで、いったい何が不満なのか、それを話してくれないか」と私「ファリセオ」は言った。「僕にはさっぱりわからない。まだ理解できないんだ。」｝
私を奮い立たせるものは何もない——どんな食べ物も私の口には合わない。私にはどんな目標も、たった二時間で実行可能にすることなどできない！だって私には、一定の時間の余暇を自由に取ることも、一人でいることもできないのだから。人はいつも社交や家事に縛られていて、何か意見したり、二分ごとに何か言おうものなら、この人は拗《す》ねているとか思われて、苦痛を感じてしまう。｛「だけど他人が同席していても、何かできることはあるんじゃないか。最善のアドバイスではないけれど、僕に言えるのは、君もできるだけ早く学ぶこと

だよ――就学児童と同じように。」「そうね、黙って座っているだけなら、一人でいるのも同じことですもの。」｝

あなた方男の人は社交の味方。その場しのぎで、「人との付き合いを楽しめばいい」とか、「みんなと一緒に話をすればいい」と言う。私は筋の通った話がしたい。そうでなければ黙っている［ほうがいい］――二分おきに、いわゆる意見の一つでも挟んで。それはなんと厄介なことか！「何かを言うために」常に注意を向けていなくてはならない状況では、自分の考えが移り変わるのを追いかけることはできない。それに、ここでいう意見の本質とは、考えではなく印象を述べることだから、考えていることをそのまま口に出すことはできない。どんな苦労をしたかはともかく、私は社交活動や家族の団欒に合わせるために、私個人の独立した生活を破壊しつくした。当時はこれが正しいことだと思っていた。でも今振り返ると、それは自殺行為に等しかった。（すでに手遅れだけど）それは間違った行為だったと、今ならわかる。

差し当たり今の世の中では、女性が余暇と一人になる機会を手に入れたとしても、それをうまく使いこなすことはできないだろう！これは中国の女性がヨーロッパに連れてこられたとしても、［纏足のため］自分の足で自由に動き回れないのと同じ。

私には生来的に、破城槌[20]のような注意力をもっている。だからスピードには欠けるけれど、相当長い期間であっても、一つのことに集中して取り組むことができる。だから同じことを二時間でも一〇時間でも同じように継続することができる。けれど今の時代、男性たちはマスケット銃[21]を持つのを好む風潮がある。この銃なら弾丸の装填がすばやくできるので、射撃の数と頻度次第で、好きなだけ多くの的を狙うことができるから。

大人になった今、私は自分の破城槌を使えなくなった。私の注意力は、社会の注意力と同様、ばらばらと無数の方向に消えてしまった……それをなんとか修正しようとしても、そのときには時間の余裕がなくなっている。私には一貫して、あるいは精力的に作業をすることができなくなった。

そのような作業がないなら、なぜ苦しいのか。これは誰にも説明できない。［精神的な苦しみだけではなく］身体的にも苦しい。日中は何もすることがなく、気疲ればかりが積み重なり、毎夜、ベッドに入ると気が狂いそうになる。だから午前中は、その気持ちを抑え、安静にするため、ベッドに臥《ふせ》っていなくてはならなかった。

★20　破城槌　城門などを破るのに用いた武器で、何度も繰り返して打ちつけて、壁や戸を壊す。
★21　マスケット銃　一六世紀に発明された大口径の歩兵用の銃で、ライフルの前身。

現在では、何か作業をやろうとしても、いつもの怠惰と無気力さに嫌気がさして、すぐにこれはうんざり、あれは不向き、と思ってしまう。「さあ、がんばって。数時間あるわ」とか、「午後はずっと時間が使えるわ」と人は言う。わかってはいるけれど、私はもうむだに自分をすり減らしてしまった。その状態でまだ何かを始めようというのか——粉々に解体されるなら、いっそばっさりと切り倒されるほうがいい。

〝ああ！私のことはノファリアリではなく、カサンドラ[22]と呼んで。私は説教し、予言もしたけれど、無に帰した。この何年もの間、私はずっとあちこちで叫び回っていた。災いなるかな、人々[23]よ！なんぴとも私の言うことに耳を傾けず、信じることはなかった。そして今叫ぼう、私もまた災いなるかな！なぜなら、この私の上に破滅が訪れたのだから。

ああこの世よ！ああ人生よ！ああ時よ[24]！

人生最後の階段をのぼるとき、
私はかつていた場所を見下ろして、震えている。
青春時代の栄光に返り咲くときは来るのか。

いや、それはない。ああ、そんなことは決してないのだ！｝

｛「そのとおりだわ」と、ある日ノファリアリが言った。私の青春は過ぎ去ってしまった。かつては、詩人たちが陽気に青春を表現したものを読んでは大笑いし、**私は絶対にこんなふう**に感じたことはないと言っていた。でも今の私には、青年期と中年期はまったく異なるということがわかる[★25]。この苦しみを知るまでは、私は自分の計画を**必ず**実行するのだと、いつも思っていた。そのためだけに生きてきたのだから。私は強い願望と、希望をかなえたいという夢を糧として生きてきた。でもそれが達成されることはないと、今ならわかる。もはや、何

★22 **カサンドラ** トロイ王プリアモスと妃ヘカベーの娘。太陽神アポロンの求愛を拒絶したため、予知の力をもちながら、その言葉を誰も信じないという呪いをかけられた。トロイ陥落後、アガメムノンの捕虜となる。（参考：アイスキュロス作『アガメムノン』）98ページも参照。

★23 **災いなるかな、人々よ！……私もまた災いなるかな！**（Woe to the people! …… Woe to myself!）「マタイによる福音書」一八章七節、"Woe to the world because of offenses. ……but woe to that man by whom the offense comes."から。

★24 **ああこの世よ！ああ人生よ！ああ時よ！** シェリーの詩「嘆きの歌」（A Lament, 1821）からの引用。

★25 **でも今の私には、青年期と中年期はまったく異なるということがわかる** ここからノファリアリによる一人称の語りに入る。

がなんでも希望をかなえるという熱意も、心から願うというような活力も、夢を見る力も、すべてなくなってしまった。以前なら私にはふさわしくないと思い、気にもとめず逃してしまった楽しみも、今にして思えば残念なことをしてしまった。」

私はため息をついて、

「もし結婚を選んでいたら、私もこうなっていただろう」

とつぶやく。

そう、もし結婚を選んでいたら、
きっと私は情熱というものを軽蔑していただろうと。

では道徳的活動はどうだろう。もちろんそんなものはあり得ない！ すべてはうわべだけ。この世界はうわべだけのものでしかない。レディ・バウンティフル★1は、学校について着想したあらましを述べるけれど——結局十分な検討もできないままに終わってしまう——この婦人は二週間連続して取り組むということがないのだから。確かに、単独でも注意深く研究に励む人がところどころにいる——たとえばミセス・チザムは移民について、｛ミセス・ドーズ★2は学校教育について、｝ミセス・フライは監獄について、ミセス・カーペンター★3は矯正訓練について。でも一般的に、「レディ」たる女性の手元にあるのはスケッチ★4の山ばかり——社会について書いたもの——子どもたちの教育について書いたもの、「慈善事業」について書いたもの、読書について書いたものなど。レディは「アトリエ」で五つの絵を同時に描く画家のようだ。この絵を少しやって、次に別の絵をやってという具合に——ひと通り終わると、また同じ繰り返しで、それが延々と続く。｛いったいいつになったら彩色の段階に移るのか、ご存知だろうか。｝

ああ、悲しいことに！ 人生もまたスケッチのよう——詩人の作品を比べてみよう（テニソン★5、ミルンズ★6、そしてミセス・ブラウニング★7の作品と、ミルトン★8やバイロン★9の作品を比べてみるとわかる——古典の巨匠の作品と比べて、現代詩人のスケッチに未完成な様相が目立つけれど、それは智の相違［からくるもの」ではない)。[現代]画家の絵も——著述家の作品と同様に——芸術作品として見た場合、皆粗削りで、欠点があり、未完成なのではないか。そうではないとどうして言えるのか。新聞の「論説」一つ、評論の記事一つ、そして本五

★1 **レディ・バウンティフル** レディ・バウンティフルは、ジョージ・ファーカー(George Farquhar, 1678-1707)作『伊達男の計略』(*The Beaux Stratagem*, 1707)に登場する金持ちの慈善家の名前。転じて、"Lady Bountiful"で婦人慈善家を指す。

★2 **ミセス・ドーズ** メアリ・ヘレン・ドーズ(Mary Helen Dawes, 生年没年不明)。イギリスの聖職者・教育者であるリチャード・ドーズの妻。

★3 **ミセス・カーペンター** メアリ・カーペンター(Mary Carpenter, 1807-77)。イギリスの教育・社会改革者。

★4 **スケッチ** スケッチには、ところどころで書きとめたもの、下絵、下書き、草案、大要などの意味がある。

★5 **テニソン** アルフレッド・テニスン(Alfred Tennyson, 1809-92)。イギリスの桂冠詩人。友人の死を悼んだ『イン・メモリアム』(*In Memoriam A. H. H.*, 1849)、物語詩『イノック・アーデン』(*Enoch Arden*, 1864)など。

★6 **ミルンズ** リチャード・モンクトン・ミルンズ(Richard Monckton Milnes, 1809-85)。イギリスの詩人、政治家。ロマン派詩人キーツの生涯と手紙に関する著述で有名。ナイチンゲールの求婚者でもあった。

★7 **ミセス・ブラウニング** エリザベス・バレット・ブラウニング(Elizabeth Barrett Browning, 1806-61)。イギリスの詩人。夫は詩人ロバート・ブラウニング。物語詩『オーロラ・リー』(*Aurora Leigh*, 1856)など。

★8 **ミルトン** ジョン・ミルトン(John Milton, 1608-74)。イギリスの詩人。共和派の運動家としてオリバー・クロムウェルを支持した。叙事詩『失楽園』(*Paradise Lost*, 1667)など。

★9 **バイロン** ジョージ・ゴードン・バイロン(George Gordon Byron, 1788-1824)。イギリス・ロマン派の詩人。未完の風刺詩『ドン゠ジュアン』(*Don Juan*, 1819-24)など。

冊を夜に朗読する、これが、私たちの学習[★10]というもの。毎朝、論説記事を三つ読むことを糧として、どれだけ知力の足しになるというのか。｛ああ！　道徳的活動の足しにもならない！｝

女性が**学習**している姿を見かけるとしても、なんの学習をやっているのだろう。既婚女性に学習は不可能だ。たとえ妻が何か大きな事業に取り組み、それを完成させて、まねごとで終わらないものを製作しようと考えても、夫は、そんなことをしていたら、「授乳」や「家計の管理[★11]」がおろそかになるのではないか、あるいは、家庭生活を破壊しているとまではいかなくても、ディナーにご馳走が出てこないのではないかと思うだろう。

｛そこで私は、制度として、女性にやるべき仕事を提示し、そのやり方を習得する訓練を行い、目標を与え、それに向かって進むべくやる気を起こさせる、そんな状況を思い描いてきた。私自身は、自分の結婚については考えず、大いなる希望をもち、大勢の普遍的な未来のために、個人の未来を捧げることにした。いまや私はすっかり弱り果てて、既婚女性が因習の中で精神的に死んでいくのを見て、ため息をつきながら、結婚について、その見せかけの華やかさと実情を振り返って考えてみる。そして再びため息をついて、「もし結婚を選んでいたら、私もこうなっていただろう」とつぶやく。そう、もし結婚を選んでいたら、きっと私は情熱というものを軽蔑していただろうと。｝

私は男女の関係について、なんとくだらない、なんと価値のないものだと思っていた! **この状況**が、女性にとって真の天命である、あるいは女性の崇高な人生であるというのだろうか。「真の結婚というのは高貴な結びつきであり、それによって男女は完璧な一組となることなのに、周りの人たちの結婚を見ていると、恐らく［そんなものは］現在の世界には存在しない」と思う。

夫婦の間で互いに共有する部分がごくわずかしかない、と思えるのは、驚くことではない。むしろ夫婦の間にそれほどの愛情があるというほうが驚きだ。二人の愛情には糧がないことはよくわかっている。いったいこの愛情は何を糧としているのだろうか。どんな栄養分を摂取しているのだろうか。夫婦の間ではお互いに話すことすらないように思える。では二人はなんの話をするのか。宗教、社会、政治など大きな問題や、それらに対する思いについての話ではない。ディナーに招待されているのは誰なのか、あの山荘に住むのは誰なのか、あの件については誰がどうしたとか――あの土地の改良についてとか、あの人たちがロンドンに

★10 **私たちの学習** 31ページ★20参照。ここでも読書を主とした学習の意味。
★11 **「授乳」や「家計の管理」**(“She would suckle his [her husband's] fools” and “chronicle small beer.”) 27ページ★15参照。『オセロ』のデスデモーナのセリフから。

行く時期とか。子どもがいれば、それが共通の話題を提供してくれて、それなりの栄養補給になるだろう。しかし、よくあるケースだが――夫は子どもたちの「立身出世」の方法について考えるのに対し、妻のほうは家庭での子育てについて考えているものだ。

けれど夫婦間の実際のコミュニケーションにおいて――お互いの心の深みにまで入り込み、そこで見出したものを描き出したり、何かと比較したりというようなことを、夢見ることがあるのだろうか。なるほど二人が「熱烈な恋愛」の真っ最中であれば、そんなこともあるかもしれないが、その後となれば、まったく無理な話だろう。むしろ［恋愛の熱が］冷めることを予測し、早く冷めないかと心待ちにしているのではないか。たまたま夫のほうが**自分の心**の深みに入り込み、そこで尋常ならざるものを見出した場合、これはよくあることだけれど、夫はそのことを妻に知られないように用心するだろう。夫は、自分の態度で「妻の意見がぐらつくのではないか」〈「妻にショックを与えてしまうのではないか」〉と案じているから。

精神面を見てみよう。情熱にはどんな謎が隠されているのか。［情熱とは］心が燃え上がる**状態**である。最も頻繁に引き合いに出されるのは、「恋は**盲目**」という表現であろう。この感情がわき起こるとき、なぜこんな感情が生まれるのか、そしてなぜ**あの人**ではなく、**この人**に対してこのような感情を抱くのか、当人にも正確なところはわからないようだ。でもしばらくすると、（思いが満たされたか否かはさておき）その感情は再びどこかへ消えてしまう。これも当人にはまったくわからないままである。

女性の情熱は一般的に［男性のそれに比べると］長続きする。★12 それが可能なのは、女性に比べて、男性には［ほかに考えることが］たくさんあるから。男性からみれば、女性には心の友とすべき要素がない。そして男性は、自身の宗教的信条をもっていたとしても、それを女性に告げることはない。なぜなら、そんな話を聞けば、女性が「ショックを受ける」から。今日の宗教家というものは、異端者に違いない――何しろ私たちは、あらかじめつくられた「型どおりの言葉」以外の祈りを唱えてはならない――あるいは、事前に準備された考え方以外で、神のことを考えてはいけないというのだから。

政治に関する男性の見解について。もし男性が単なる政党政治以上の話をしようものなら、女性はまったく共感を示さない。また男性の社会に対する見解について。それが「急進的な」

★12　**女性の情熱は一般的に［男性のそれに比べると］長続きする**　ジェイン・オースティン（Jane Austen, 1775-1817）の『説得』（*Persuasion*, 1818）第二三章、アン・エリオットのセリフに、「男性には取り組まねばならない事柄がたくさんあり……女性の思いに応えることもその一つ」、そして「女性の愛情は何よりも長続きする」がある。ナイチンゲールは「愛情」を「情熱」に置き換えているが、直前の段落では恋愛関係における「情熱」に言及しているので、オースティンの文脈と類似している。

ものなら、恐らく女性は、理由は知らずとも、そういう考えは「社会主義」のにおいがすると言って、堂々と批判し（「社会主義」という言葉は便利で、多数の新しい考えや違反に適用できる）、そのような考えが「女性の集団★13」をつくり上げるもとになると感じるだろう。というのも、女性はよく「生まれながらにしてトーリ党★14［保守派］だ」と言われる。女性は愛情しかもたない、だから他者に対して愛情深いけれど、他者からはそれほど深く愛されることはない。けれど結婚に至るプロセスを考えると、真の結婚というものが皆無に近いというのは驚くべきことではないか。

結婚相手と知り合うのは、常日頃から母や姉妹の監視のもとにある状況で起こる。（この上なく上品で知性の高い母や姉妹ですら、この手の話題については、からかいを控えることはできない。また両者とも｛（少なくとも母はそうだが）｝、「娘の恋愛が」芽吹きの状態か、ほころびそうなつぼみの状態であれば、逐一観察するのに余念がなく、そうすることが自分たちの義務であると思っている。）この「二人の」関係はいったい何を糧として成長するのだろう。芸術、音楽、絵画についての雑談、現在の政党政治談議、社交上の世間話など。そんな中で結婚するカップルもあれば、逆に、これだけの話をしても、それ以上お互いのことを知るのは無理だとわかり、がっかりした挙句、結婚しないカップルもある。

男性も女性も、頭の中で結婚し、空想の中で互いの会話を進めていくことを好む。これは、親密な交際というもっともらしい口実のもとで、結婚すればお互いに共通の話題ができる（これは絶対にあり得ないことだけれど）という賭けに出るよりいいのだろう。

今の時代、男女は知り合ってもその後は怠けている——互いに相手のことを知らず、無知な状態のままで、友情が深まることもない。これは異常なことではないのか。二人が出会ったのは何かを一緒に行うためであり、それによって本当の結びつきを得るというのではなかったのか。ところが実際、二人とも［そこに姿はあれど］実体はない。目の当たりにするのは仮面にすぎない。目の前にいるのは、「その日の話題」について受け売りの文章を読み上げている話し手。だから男は女を「顔で」選ぶと毒づかれる。とはいえ、それ以外に何が見えるというのだろう。

★13　**女性の集団**　ヴィクトリア朝中期、女性の権利や雇用・教育などの機会を求めて女性グループが活動を行い、後のフェミニズム運動へとつながる。バーバラ・リー・スミス・ボディション（Barbara Leigh Smith Bodichon, 1827-91）を中心とするランガム・プレイス・サークル（Langham Place Circle, 一八五〇年代後半から活動開始）もその一つで、後にナイチンゲールも参加の勧誘を受けたが、辞退している。

★14　**トーリ党**　ピューリタン革命（1642-60）後のイギリス議会において、王政の存続を認める保守派の政党。反対派がホイッグ党。トーリ党は後の保守党につながる。

「慎重に、用心深く、互いに相手を知るように」というのは名言。しかしどうすれば互いのことを知ることができるだろう。

女性の場合、まず自尊心をすべて捨て、そして口にするのも憚られるようなことを実行する大胆さをもたないうちは、家族全員が見ている前で、男性と差し向かいで長い会話に没頭することなど、とうてい不可能なことではないか。こういう状況は、娘が「婚約」した後にあってしかるべきだ［と言われる］。けれど逆に、こういう状況［男性との差し向かいで話し合うようなこと］が起こらない場合、どうやって娘は婚約に至るのか。

加えて、家にいる若い女性には熱中するものや興味の対象となるものがほとんどない——女性には家を捨てるという道理がほぼないので、若くて経済的に自立した男性ならば、女性を見る条件として「遺産相続の見込み★15」が必要となる。当の女性に［見込みが］なくても、その女性の身内［からの遺産相続］に期待できればよい。もし男性が、「女の心をもてあそんでいる」とか「女の希望をズタズタにしている」とか言われなかったら、これは幸運なことであろう！こういう事情が背景にあり、男性にも自尊心や主義主張があるなら、いかにして男性は、女性と懇意な間柄になり、二人は結婚するのが当然だという状況の仲をつくり出すのか。

「それでも人は結婚するものだよ」と私［ファリセオ］は言った。「そうだよ、昔から人はそうしてきたんだ。」そして「今に至っても皆そうしているのを目の当たりにしているじゃないか」と付け加えた。〟

人が結婚するには四つの方法がある。一つめ、偶然かあるいは縁戚関係によって、二人が子どもの頃から一緒に育ち、自然に、そして無意識のうちに親密な関係ができあがる場合。だから小説では、いとこ同士の結婚は普通に起こる。正直に言うと、今の私には、この形が唯一自然な形に思える——つまり親しい関係が築ける唯一の方法だから。でも周知のごとく、親戚同士による内婚《ないこん》は、その家系の繁栄という点からみると、自然の法則に反するものだ——クェーカー教徒[16]、スペインやポルトガルの最高貴族・王族の家系、そして山国の孤立した谷の例をみるといい。ここでは狂気、生物学的退化現象、クレチン病[17]が蔓延し増加している。〝自然界の法則によれば、「縁者と結婚し幸せになっても、一族は生物学的に退化する。だがよそ者と結婚すれば、惨めな気持ちになるものの、一族の繁栄につながる」のではないか。私はその類の話、あるいは非常に類似した話は的を射たものだと信じている。〟

★15 **遺産相続の見込み（expectations）**　“expectation”は複数形で「遺産相続の見込み」の意味がある。

★16 **クェーカー教徒**　キリスト友会、フレンド会の会員の俗称。一七世紀中頃にイギリスで起こり、アメリカに渡って、フィラデルフィアで普及した。

★17 **クレチン病**　甲状腺機能低下によって起こる慢性病。知的障害、発育障害を引き起こす。

二つめ、これが最も一般的な結婚のパターン。家ではまったく［そういうことに］無関心な女性が、偶然にもある男性と少しばかり知己を得る。ここで男性が女性に対して、いわゆる専門用語を使えば「恋心を抱いた」なら、その女性は一か八か賭けに出ることになる。通俗的な言い方だけれど、結婚はくじである[★18]というのはまさに至言――というのも、お似合いの二人がいっしょになるのと同じくらいの確率で、外れくじを引く場合もあれば、（最初から）勝算がまったく望めないくじも多いのだから。

三つめ。経済的には申し分ないくらい自立しているが、他人の意見をまったく意に介さず、［他者を］慮るという謙遜な態度すらみせない人は、こんなふうに言ってのける。「何某さんとは知り合いになる価値がありますね。私は、その人が（男性であれ女性であれ）私のことをどう思おうと構いません。もし知り合った後、他人の目から見て、これは結婚の願望しかないと解釈される振る舞いになれば、逃げますよ。｛私は他人がどう思おうと意に介しません。｝とにかく［知り合いになる］価値があるんです。」でもこう言っておかねばならない。どうみても敏感な性格の持ち主ならば、何か意見を言ってほしいのに、相手がそれをまったく無視するという不自然な緊張が生まれる中で――健康的で自然な感情が育まれていくのは疑問であろう。

さて二人が結婚するとしよう。つまりこの二人は教会で正式に認められたということになる。しかし実際は、ルイ十四世[19]とその妃であるスペイン王女[20]の結婚と同様、代理人による結婚[21]によって夫婦となるのと同じことである。｛女性は妻となっても立場は娼婦と同じ[22]であることが多い。たとえ国家のために身を捧げたとしても、街角で身を売る女と大差がないということ。妻は、たとえ夫についてほぼ何も知らないとしても、そして今以上に互いのことを知ることはないとしても、ひとたび、夫は妻に対して権利を行使できるのだということを認め

★18 **結婚はくじである**　結婚で幸せになれるか否かは賭けであるという意味。ジェイン・オースティンの『自負と偏見』(*Pride and Prejudice*, 1813) 第六章、シャーロット・ルーカスによる「結婚による幸せはまったく偶然のもの」("Happiness in marriage is entirely a matter of chance.") という有名なセリフが登場する。

★19 **ルイ十四世**　フランス王 (1638-1715)。太陽王とも呼ばれ、内治・外交・軍事および重商主義政策の成功により、絶対王政の最盛期をなした。ヴェルサイユ宮殿の建築もこの治世。

★20 **その妃であるスペイン王女**　マリー・テレーズ・ドートリッシュ (1638-83)。

★21 **代理人による結婚**　代理人に誓約させて結婚すること。ルイ十四世とマリー妃の婚約は子どもの頃に取り決められ、実際の結婚式は一六六〇年に執り行われた。

★22 **女性は妻となっても立場は娼婦と同じであることが多い**　ジョルジュ・サンド『レリア』(*Lélia*, 1833, 1839) に類似の表記あり（一八三三年版は三三章、一八三九年版は三四章）("...il faut qu'elle s'accoutume à dormir, à marcher, à être amante, courtisane et mère, trois conditions de la destinée de la femme auxquelles nulle femme n'échappe, soit qu'elle se vende par un marché de prostitution ou par un contrat de marriage.")。『レリア』の初版は一八三三年だが、内容に対して道徳的な問題があると批判を受け、一八三九年に一部内容を変更した改訂版が出た。

始めたら、自分の身を捧げてしまう。その後、妻は自分の望みに反したことであれ、本能的に子どもを産むという機械的な道具に徹する。言い換えると――実に――女性は、結婚によって［自分のものをすべて夫に捧げ］、夫がそのすべての特権を手に入れるのだと認識する。もし妻がそれらの特権を譲らない場合、夫は妻のせいで気が狂いそうだとか、妻は了解済みのはずのことについて［夫の］期待を裏切ったとみなすだろう。けれどこのような点に関して、妻は結婚前にどうやって夫の考えを確認できるのか。｝

最後に、稀なケースとして、そう本当に稀なケースだけれど、周囲の状況次第というのもある。これは小説の常套的な手段だけれど、今の現実世界ではめったにお目にかかれるものではない。例えば、両親によるネグレクトという不幸な出来事や、両親がまったく不幸な出来事に遭うケースが、小説にはよくみられる。あるいは、階級差を超えた結婚が行われ、それによって慣例的な規制が取り払われることもある。それから、アトラクションのための部屋と芝居、意外な出来事、孤独、不運、これらは、ロマンスの読みすぎで、すっかり想像の世界に浸っているというわけではないにしろ、多くの人たちが望んでいる道具立てだと思う――これらのうちのどれもが人格を形成し、互いに共感を寄せる糧であり、場となるのだから。

けれど未成年で自尊心をもつ娘なら、家族が聞いていないところで何か言いたいことがあったとしても、それは非常に恥ずかしいことであり、そういうことは不適切なことだから、たとえ機会があったとしても、十中八九の確率で口に出すことはないだろう。

それでもこの娘は恐らく、なんの気兼ねなく付き合うことのできるチャンスが降ってくるかもしれないと夢見ながら、日々を過ごしている。

そして「女には情熱などございません」と述べることが、〔慎み深いという点で〕適切だと思われている。もし情熱が男性との日常的な社交活動を促進するなら、女性は男性よりももっと結婚のことを考えるだろうと、私は確信している――女性にとって、結婚は人生における唯一のイベントとなっている。結婚は神聖な出来事であってしかるべきだが、人生の唯一のイベントにするべきものではない。ところが現状では――多くの女性がお上品な態度で、男性との結婚を求めて一生を費やしている。けれど私は、実際、女性はめったに恋に落ちることはない、と確信している。そもそもいったいどうやって女性は恋に落ちるのだろう。

ああ！ 高慢な女性[23]が経験する、〔相手の〕感情の急変は、かなりの痛手になる！ 〔以前パル

★23 高慢な（high-minded） 新約聖書「テモテへの第一の手紙」六章一七節、「この世で富める者は肝に銘じよ。決して高慢になるな（they be not highminded）」から。

ミラ遺跡★24に立ち、この地の、宮殿の、寺院の残骸の中で、私はかつて愛した人と、その人の偉業、気高い思考、心づくしなどに思いを馳せた。そのときのことを今も覚えている。［別離の後］私はその男性にもう一度会った。それは私たちが社交と呼ぶ、上品なパーティの席上でのこと。人混みの中でその人が口にしたのは、「今夜のバーカウンターは工場のよう［に人が大勢いて騒々しい］ですね」という言葉だった。［素っ気ない挨拶にすぎなかったけれど］その人はまだ私のことを愛してくれていた［のだと思った］。けれど今の私は世間との付き合いをすっかりやめてしまった。いいえ、社交生活のほうが、すっかり私から離れてしまったのだ。」

★24　パルミラ遺跡　シリア中部にあった古代都市。

今となっては、夢はすべて消えてしまった。
私が立てた計画も、描いた未来図も
すべて消え去ったように思える。
どこに行ってしまったのかわからない。
すべて消え去り、もう取り戻すことはできない。
私はかつての夢を思い出すこともできない。

知性が想像の力で非常に高まり、その後、詩情も荘厳さも有しない現実に打ち砕かれ墜落してしまう、そんな時機の熱意と脆さ。[★1]

さあ、夢を見よう。力尽きてこれ以上は無理という状態になるまで、夢を見続けよう。それは、私が必死に取り組んできた夢。正直に言って、本当に一生懸命、誠実に取り組んできたけれど、無に帰した夢。かつてはその［かなわない］夢を呪ったこともあった。でも今は、それも私の人生だったとわかる。夢がなければ、私は生きることはできなかったから。今となっては、夢はすべて消えてしまった――私が立てた計画も、描いた未来図もすべて消え去ったように思える。どこに行ってしまったのかわからない――すべて消え去り、もう取り戻すことはできない。私はかつての夢を思い出すこともできない。現実であれ希望であれ、何の糧も得られないまま見捨てられてしまった。[★2]

年月が経過し、私はいまや活動、愛、知性のどれについても、望みをもつことも夢を見ることもなくなった。そうだ、知性については最後まで望みと夢を持ち続けた。もし私の経験が誰かの役に立つというなら、私はその人と分かち合いたい。けれど私には一時間とて、自分の考えをまとめる時間がない。失望がどんどん深くなり――私はだんだんと何も手につかなくなってきている。〔ああ！女の運命なんて惨めなもの！〕

〈どこからともなく風が吹き、絶えざる溜息と嘆きをもらすのを聞くと〉まるでこの世の女性の魂が、果てしなくこの世の恩恵を嘆き悲しんでいるように思える——恩恵を**失った**からではない。女性はもとから恩恵など手にしていないのだから——失意のうちに女性は、恩恵は決して手に入らないものであり、手の届くところにないものだと感じている。「けれどそう思うのは私だけのよう。なぜだろう。」

女性だって自身の★3［有機体としての］組織がもっと完全な状態に近づけば、それ［恩恵］が感じられるだろう——そしてようやく、同じ女性の苦しみを自身のものとして受け入れ、自

★1 **知性が想像の力で非常に高まり……熱意と脆さ**　サンド『レリア』（一八三九年版）所収の「序文」（Preface）からの引用。

★2 **見捨てられてしまった**　原文ではここで結びの引用符（"）がついているが、開始の引用符（"）がないので、発話ではなく、ノファリアリの独白として訳出している。

★3 **女性だって自身の……**　原文ではここで開始の引用符（"）がついているが、結びの引用符（"）の個所が不明なので、引き続きノファリアリの独白として訳出している。この個所での「組織」（organization）が何を指すのかはあいまいであるが、マーガレット・フラー（Margaret Fuller, 1810-50）の "Give the soul free course, let the organization, both of body and mind, be freely developed, and the being will be fit for any and every relation to which it may be called."（*Woman in the Nineteenth Century*, 1845）が参考になる。「心身の組織を自由に発達させよ」というフラーの主張を背景にすれば、ここでのナイチンゲールも、女性の心身が社会慣習に邪魔されることなく成長を遂げればという仮定に基づいた主張をしていると解釈できる。ナイチンゲールはフラーの著書を愛読しており、イタリア旅行時にフラーとも面会している。

ら立ち上がるだろう——そうすれば女性も、仲間を救う救世主となることがかなうだろう。

イエス・キリストは私たちを単なる奴隷よりも、そして男性の欲情の対象たる僕《しもべ》という状況よりも上位に引き上げてくださった。キリストは［女性への］同情により、女性を神の僕にまで引き上げてくださった。そして神は女性に「道徳的活動」を授けられた。今度はこの時代、この世界、そして人類が、私たち［女性］に、道徳的に活動する手段を与え、知性を育成し、行動の場を提供しなくてはならない。

歴史上、今世紀ほど、女性がこれほど惨めにみえる時代は恐らくなかっただろう。これは、女性が受ける教育が天職とまったくかけ離れていることが原因だと思える。つまり女性の内面の発達に対し、世間が求める女性の姿が一致しなくなったということ。

前世紀の女性はこうではなかった。これから先は、今の状況が続かないことを願おう。現在、女性の立場は、ローマのサンタンジェロ城[★4]に立つ大天使ミカエル[★5]のようだ。女性は翼を備えており、天地を越えて飛んでいけそうだけれど、いざその翼を試そうと思うと、見よ！足元が石化して、地面と一体化し、ブロンズの台座に繋がれたまま。

もし女性が戸外での活動をすべて放棄し、魔法の空間、すなわち夢という幻想の中に閉じこもることがなければ——あるいは、望みをすべてあきらめて、現実の世界に我が身を——

身も心も――捧げることがなければ、現在の女性の立場が、これほど痛ましいものとは思えないだろうに。けれど苦境にあるから、そう思える。｛私としては、後者［望みを捨てて、現実の世界に我が身を捧げるほう］を勧めたい。｝行動からは思考が生まれる。単なる望みからは何も生じない。

今の若い人たちが思い描くものはとても崇高で先進的なのに――現実はとても偏狭的で因習に縛られている――思考の中での生活と現実の生活のギャップは、狭いベッドで動かないまま横たわる死体と、空想の中で星々の間を自由に飛び回る魂との差異と、大して違いはない。

理想的な生活とは、崇高な考えや寛大な心に対して与えられる、共感という偉大な目的に向かって、首尾よく継続的に献身し続けること、そんな高潔な計画のもとに日々を過ごすことである。ところが現実の生活はそうじゃない。共感の対象といえば、ディナー、パーティ、家具、家の建築、庭のレイアウトといったもの。献身といえば、来客のもてなし（これは、自

★4　**サンタンジェロ城**　ローマのテヴェレ川右岸にある城塞。
★5　**大天使ミカエル**　大天使とは天使の位の一つで、神と人間の間を仲介する役割を担う。ミルトンの『失楽園』では、アダムとイヴを楽園から追放した大天使のことである。

分の時間をすべて捧げるという意味で正味の献身といえる）。それから合間に十五分ほどの時間を使って、貧者への教育計画を立てる。これはランチと馬車でのドライブの合間の時間を活用する——スープや肉汁［の準備］もこの計画に含まれる——残りの時間は、ディナーの準備について指図したり、子どものガヴァネス探しに奔走したり、あまり裕福でない親類縁者に雉（の肉）や林檎を送ったりするうちに過ぎてしまう。こんな生活をしながら、心の中に抱く理想の生活が、現実のものとなるときがあるのだろうか。〔不運な〕女性がそういったものを完全に［心の中に］隔離しておきたいと思うのは、不思議なことなのか。その女性の理想から華を奪い、現実とごっちゃにするよりも——その女性の理想に現実を吹き込んで、今以上にその女性の現実［の生活］を苦いものにするよりも、［隔離させておくほうが］いいのではないか。けれどこの女性は、「些細なことを積み重ねる日々」★6に満足していないという理由で批判を受け、また同じ女性たちも一斉に不賛成を唱える。「些細なことの積み重ねが人事となる」★7は、正鵠を射る言葉。だからこそ、この女性に対し、「あなたは家庭生活を破壊するつもりなのか」と問うわけである。男性たちは、ディナーが不愉快なものであってほしくないし、また、妻が善良な女になりすぎて、夫が不快な気持ちになるというのも好まない——例えば妻が本を執筆し、（非常に賢明なことに）「些細なこと」を芝居のセリフのように謳い上げたり、

「家庭生活は女性の場である」との確信を得たり、あるいは「神聖なる家庭」という理想像を描いたり、ということもあり得る。確かに家庭は神聖な場であって、息子はほぼ子ども時代を終えると、そこに足を踏み入れることはなくなる。(息子は、あの退屈さ、そして過酷なまでの時間の浪費に嫌気がさして逃げてしまうのだけれど) 娘のほうもさほど「家庭生活に」愛着を感じているわけではない。愛着がないため、結婚のチャンスがあれば真っ先にそちらにしがみつく――それが**娘にとって**家庭から逃れる唯一のチャンスだから――「神聖なる家庭」とは、夫の安眠の場であっても、息子の居場所でなく、さらに娘には心のオアシスにもならない。ああ! 母親たちよ。こうして家庭について話をするけれど、あなたは息子の実生活についてどれだけ知っているの。また娘の空想の世界についてどれだけ知っているの。目覚めよ、女たちよ。のんびり構えた女たちよ、目を覚ましなさい。たとえ家庭生活がどれほどよいものであっても、若い男たちはその場から去っていき、若い娘たちはほかのことを考えているの

★6 **些細なことを積み重ねる日々** 旧約聖書「ゼカリヤ書」四章六、一〇節、"This is the word of the Lord to Zerubbabel…For whoever has despised the day of small things shall rejoice." から。日々些細なことを積み重ねることを軽視してはならない、という戒めが述べられている。

★7 **些細なことの積み重ねが人事となる** イギリスの詩人、作家、博愛主義者であるハンナ・モア (Hannah More, 1745-1833) の詩 "Sensibility : An Epistle to the Honourable Mrs. Boscawen" からの引用。

ではないか。今こそ女性が、「家庭生活」、つまり病人を看護したり、家の中を居心地よくしたり、おいしいディナーを準備したり、パーティを催したりするようなこと以外の、何かをやるべきときである。

「けれど」母親はこんなふうに反論するかもしれない。「確かに、息子たちには将来の展望があり、娘たちは夢を見ています。[★8] でもそれがどうしたというのですか。女は結婚して、また家庭生活に戻ってくるつもりでしょう。男の人だってつまるところ同じですよ」と。そのとおりかもしれない。でも厳密には違う。娘たちは同じ道をたどることに**なるだろう**——というのは、状況が変わらなければ、同じ道を回避することはできないから。けれど娘の**理想**はまったく違っている——たとえその理想が夢に終わり、現実が決して理想に寄り添って形づくられないとしても。

★8 息子たちには将来の展望があり、娘たちは夢を見ています　旧約聖書「ヨエル記」二章二八節、新約聖書「使徒行伝」二章一七節から。

キリストは、［家族が］些細なことを
さも重要な仕事のように言って話の腰を折ったことを
憤ることなく、こう答えられた。
「母とは誰のことか。兄弟とは誰のことか。
天におわす父のご意志を遂行する者は誰でも、
私の兄弟、姉妹、母と同じである。」

〔「なるほど」と私［ファリセオ］は言った。「今の僕たちは世間の言いなりというわけだ。だが我々はこの世界に暮らし、そしてこの世界［つまり世間］のやり方に倣《なら》って生きているんだ。君も世間と仲違いすることをやめて、もっと世間の楽しみに目を向けてみたらどうだい。気が進まないことだろうが、そうすれば、それなりに幸せを感じられるんじゃないかと思うけど。」〕

〔今思い返すと、これは、ノファリアリが抱えていたような、深い失望や長年の悲しみに対しては、残酷な物言いだった。だがあのとき、私はそれが素直な感想であり、良きアドバイスだと思ったのだ。ノファリアリは何も答えなかった。しかし夜になって、こう言った。〕

「キリストはこの世に不満をもっている、と言われなかったのかしら。偉大な師や説教師たちには深く鋭い洞察力があるから、この世の苦難や不正については常に痛みを感じていたはず。そうでなければ、命を賭してそれらを正そうという気にはならなかったでしょう。キリスト、ソクラテス[★1]、ハワード[★2]は、喜びにはまったく耳を貸さなかったのに、この世の悲しみには耳を傾けたのよ。」

〔「ああ！　だけど」と私［ファリセオ］は言った。「その人たちは行動を起こしたよ。我々は不満を言うだけなのに。」「そうよ」とノファリアリは声を大にして言った。「そこが違うのだと思う。」｝世の偉大な改革者は、［社会］状況や組織によってその活動を認められなければ、人間嫌いになってしまう。キリストがもし女性だったら、さぞかし不満ばかりこぼしていただろう。人間嫌いの人たち、平安が共にありますように。この人たちは、これまでずっと前進し続けてきた。次の一歩で偉大な博愛主義者となれるだろう——人間嫌いと博愛主義者の差は紙一重にすぎないのだから。

　次のキリストは恐らく女性だろう｛と私は信じている。けれどキリストらしき女性に、私は会ったことはない気がする。先駆者[★3]らしき女性すら、まったく知らない。もしそのような方に会ったら、私は「使者」のようにその方の「御前」に立ち、その方の先触れとして赴き、人々に、心してその方の到来を待つように告げよう[★4]。｝

｛「そういうことか」と私［ファリセオ］は言った。「君の不幸も当然というわけだ。キリスト

★1　**ソクラテス**　(c. 470-399 B.C.) 古代アテナイの哲学者・教育者。真の知恵（無知の自覚）に到達しようとしたが、アテナイの市民に受け入れられず、死刑に処せられた。弟子はプラトン。

★2　**ハワード**　ジョン・ハワード（John Howard, 1726-90）、監獄改革運動家。

★3　**先駆者**　キリストに洗礼を授けたヨハネ。

★4　**私は「使者」のようにその方の「御前」に立ち、その方の先触れとして赴き、人々に、心してその方の到来を待つように告げよう**　新約聖書「ルカによる福音書」七章二七節 "Behold, I send my messenger before your face, who will prepare your way before you." から。

や洗礼者ヨハネになるという、狂気じみた野心を抱くとはね！ そんなことを言ってると、ベドラム[★5]の入院患者の半数は、そんなふうに発症するんだと言われるのがおちだよ。キリストもヨハネも狂人も紙一重というわけだ。」「そうね」とノファリアリは言った。「本当にあなたらしい意見ね。」｝

キリストをまねるのは、ごく些細な形の上での模倣の話のこと。足を洗う[★6]とか祈りを唱えるとか。けれどももし本当にキリストをまねるのであれば、なんとおこがましいことだという罵声でもって、果てしなく糾弾されるだろう。｛「おこがましいとは、確かに！ ひどくばかげた自尊心だ。まったく狂気じみている！」｝

例えば、キリストはある日、人々に向かって、自分の関心事であり、また人々の関心事でもある話をされていた。そこへ［母の］マリアと兄弟たちがやってきて、話の邪魔をし、夕食の時間だからキリストを連れて帰りたいような様子をみせた（いかにもありそうな話！家庭内の事情が、［救世主の到来を告げる］福音の史実と同じくらい重要だとでもいうのだろうか[★7]）。そこでキリストは、［家族が］些細なことを、さも重要な仕事のように言って話の腰を折ったことを憤ることなく、こう答えられた。「母とは誰のことか。兄弟とは誰のことか[★8]。天におわす父のご意志を遂行する者は誰でも、私の兄弟、姉妹、母と同じである。」でも私たちが同じことを言えば、「家族の絆を壊す」とか、「家庭での務め」を果たす義務を損なうなどの理由で非難を受けるだろうに。

キリストが言わんとするのは、「天と地が消滅しても、私の言葉は決して失われることはないだろう」ということ。キリストの言葉は決してなくなりはしない。もしキリストが、「私は今、非常に重要なことに携わっている。大勢の人たちに教えを説くことは、いかなる個人の縁よりも優先すべきことなのだ。これが終われば帰宅することを記憶しておこう。そのように伝えてくれ」と言われたなら、誰もその言葉に心動かされることはなかっただろう。それにしても「見よ、わが母、そして兄弟よ！」[★9]というのはなんと印象的な言葉だろう。

★5 **ベドラム (Bedlam)**　イギリスにある世界で最も古い精神病院の一つ（一二七四年に小修道院として建設された）。正式名称は王立ベスレム病院（Bethlem Royal Hospital）。"bedlam"には「騒々しいところ、大混乱」の意味がある。

★6 **足を洗う**　「ヨハネによる福音書」一三章五〜一四節、"If I then, the Lord and the Teacher, have washed your feet, you also ought to wash one another's feet." から。キリストが弟子たちの足を洗いながら問答する場面で、弟子は師（の教え）を受け入れることを示唆している。そして「足を洗う」行為（すなわちキリストの教え）は、弟子たちが見習うべき行為であると諭している。

★7 **重要だとでもいうのだろうか**　原文では、（いかにもありそうな話！……、と丸括弧「(」で始まるが、結びの丸括弧「)」が欠落しているので、「…重要だとでもいうのか」で結びと判断して訳出している。

★8 **母とは誰のことか。兄弟とは誰のことか**　「マタイによる福音書」一二章四八節（"Who is my mother, and who are my brothers?"）から。

〔この先を続ける前に、「私」が何者であるかを話しておくほうがよいだろう。私の名はファリセオ。当代の皮肉屋[★10]の一人で、自分の身勝手さを公言し、現代に何が不足しているのも承知しているから、このような告白をする人たちの話も我慢して聞くべきだと諭している。情緒としての悲しみを我慢せよとか、訓練の果てにあきらめを受け入れよというのではない。全体的に健康な心の状態を保つため、恥も困難もなくそうというわけだ。私はかわいそうなノファアリの兄で、妹が話してくれたことをそのまま伝えたい。これは、ある日、妹が同じ時代を生きる我々のようには、人生の幸せをみつけられないと言ったときの話だ。私は妹を責めてしまった。そのとき妹は、自分の人生がどれほどひどいものだったか、そんな人生の中で今さら幸せをみつけることはできず、また人生を変えることなどできないと訴えた。そして私にはそれがまったくわかっていないのだと言った。私はこの話の内容についてメモを取っておいたのだが、それは妹がこの世を去る直前に話したことだったからだ。かわいそうな妹よ！　妹は三〇歳で亡くなった。何もできない人生に疲れ、身体が利かなくなる前に、知的生活を送ることをやめてしまった。私は妹の臨終に立ち会い、このような状況ならごく当たり前のことだが、涙に暮れ、声を上げた。妹はそれに答えてくれた。〕

★9 **見よ、わが母、そして兄弟よ！** 「マタイによる福音書」一二章四八節（"Here are my mother and my brothers."）、およびマルコによる福音書三章三四節（"Here are my mother and my brothers!"）から。

★10 **当代の皮肉屋（the Cynics of the age）** ギリシア哲学の一派であるキニク（犬儒）学派を受け継いでいるという意味。ソクラテスの理想である「独立自由な人格」という思想を発展させ、幸福は有徳な生活にあり、外的条件に左右されるのではなく、意志で欲望を制することで達成されると考える。社会慣習を無視し、文化的生活を軽蔑した。ファリセオは自身をこのタイプの「皮肉屋」だと称しているが、ノファリアリに対する態度はむしろ真逆で、社会慣習に従えと諭す点で、矛盾している。

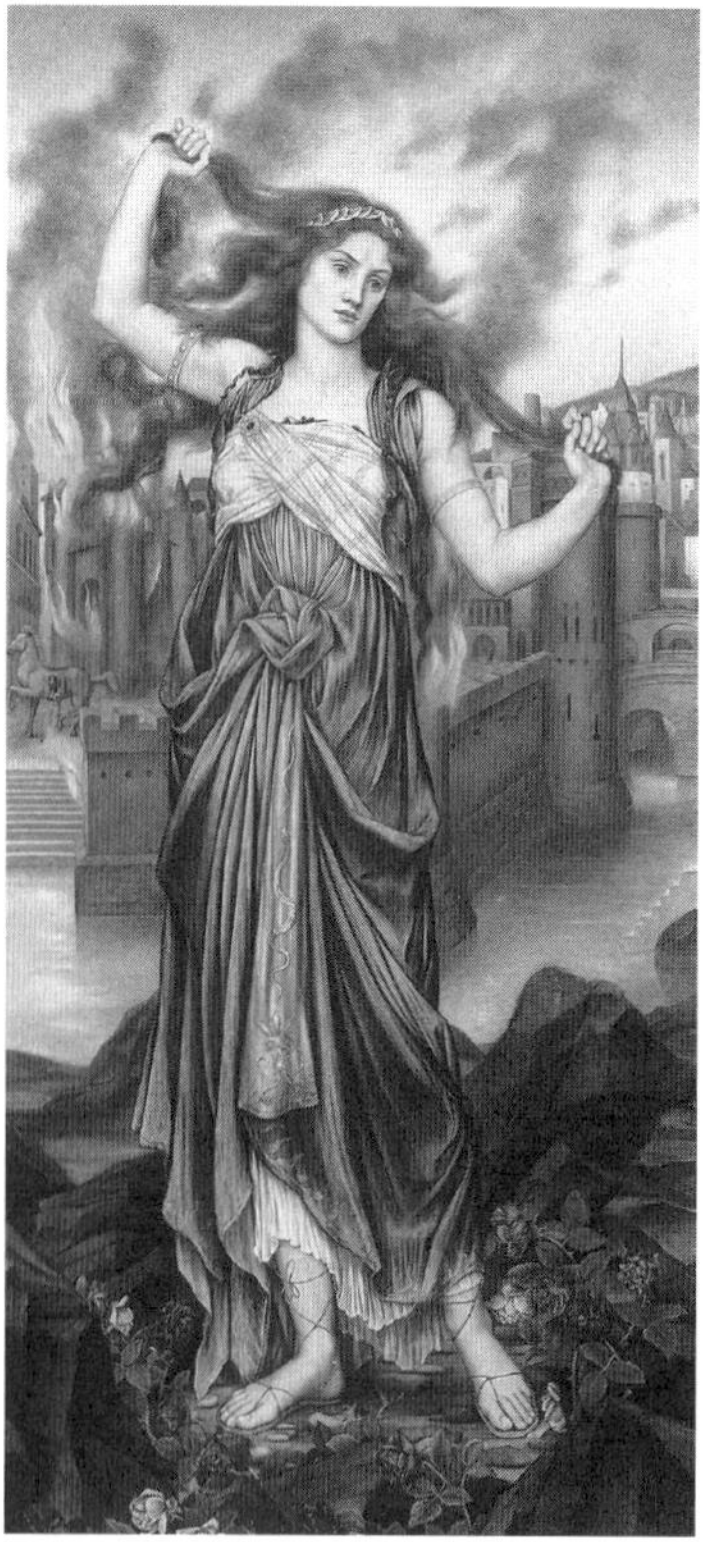

炎上するトロイの城とカサンドラ（1898頃）
Cassandra, Evelyn de Morgan, De Morgan Foundation

カサンドラはギリシャ神話に登場するトロイの王女。その美貌ゆえに太陽神アポロンに愛され、預言能力を授かったが、その能力のためアポロンが自分を捨て去る未来が見えてしまい、アポロンを拒絶する。怒ったアポロンは、カサンドラの預言を誰も信じないという呪いをかけた。

その後、カサンドラはトロイ軍がギリシャ軍に敗れトロイ城が陥落することを預言するが誰にも信じてもらえず、トロイは滅びてしまう。カサンドラはギリシャ軍に捕らえられ、王アガメムノンの奴隷として館に連れてこられる。ここでもカサンドラには、アガメムノンの妻により自分とアガメムノンが暗殺されるという末路が見え、やがて実際に二人は暗殺された。

自由、自由、ああ！
神聖なる自由よ、ついにやってきたのね。
ようこそ、美しい死よ！

瀕死の女から嘆く人たちへ。「ああ！」私がこの世を去ることをこんなにも喜んでいること、この世にある目前のチャンスではなく、別の世でのチャンスをつかむため、こんなにも勇気にあふれているということを知ってもらえたら。私を悼む喪服ではなく、婚礼のための祝いの衣装を身に着けてくれただろうに！〔「しかし」と、私〔ファリセオ〕は言った。「こんなに才能に恵まれていたのに！こんなに神の恩恵を受けていたのに！もっと善行を行うことだってできたのに。」〕

「この世は私の死によって、少しばかり後退するでしょう」とノファリアリは言った。「私には、少なくともあなたと同じくらいの力があると思う。でもその力は数年前に経験した死によって生じたもの。今迎えようとしている死によるものではない。同じように、特別な天与の力をもっていても、その力の育成を因習のために犠牲にしなくてはならない人がいれば、その人の死によって、この世は後退する！（この特別な力は利己的な満足のためでなく、世の中の発展のために与えられたものだから。）

この時代の人たちは、一八世紀の岸辺［との境目］で遊ぶ子どもたちのよう。私はその中の木馬であり、おもちゃと同じ。みんなは私をあちこちに振り回した。かわいい子ねって！みんなはその遊びに飽き足ることはないのに、私はついに大人の女に成長し、一九世紀的な考えを得るに至った。でも私は疲れ果てて倒れてしまい、私の知性は希望を失い、私の心は強さを失った。｛「そしてすべてが沈黙し、暗闇となり、悲しみに包まれてしまった。」ノファリアリはしばらく何も言わなかった。そしてこの数か月間なかったことだが、急に起き上がり、すくっと立ち上がった。そして両手を広げて、こう叫んだ。｝

「自由、自由、ああ！ 神聖なる自由よ、ついにやってきたのね。ようこそ、美しい死よ！」

｛ノファリアリはうつ伏せに倒れ込んだ。すでにこと切れていた。ノファリアリの最後の望みの一つはこれだ。墓には名前も日付も刻まないでほしい、遺憾の言葉も称賛の言葉もいらない、ただ「私は神を信じる」という言葉だけがあればいいと。｝

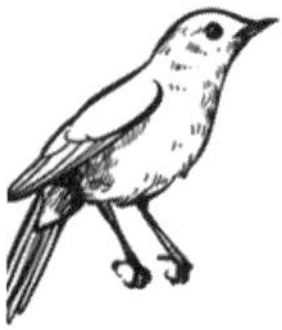

［作品解説］

「カサンドラ」のヴィジョン

木村正子 *Masako Kimura*

「カサンドラ」の背景

フローレンス・ナイチンゲール（一八二〇〜一九一〇）はクリミア戦争（一八五三〜五六）における看護活動により、一躍時の人となった。戦地に現地特派員を派遣していたイギリスの新聞『タイムズ』紙は、スクタリの野戦病院でのナイチンゲールの活動を大々的に伝え、救済活動を行うナイチンゲールの姿を「ランプを掲げるレディ」と称した。ナイチンゲールの友人で作家のエリザベス・ギャスケルは、その人気の様子を（ギャスケルの地元である）マンチェスターでは「赤子にフローレンスと名づけることが流行り」、「工場労働者たちがこぞってナイチンゲールを英雄視し歓呼している」と伝えている。[▼1] さらにブームは海を越え、アメリカの詩人ヘンリ・ワズワース・ロングフェロウの詩「サンタ・フィロメナ」（Henry Wardsworth

Longfellow, "Santa Filomena," 1857）の中にも「ランプを掲げるレディ」が登場するに至った。しかし過熱する人気をよそに、帰国後のナイチンゲールは隠遁生活に入り、以後の活動は著述が中心となる。生涯にわたり膨大な数の作品を残したナイチンゲールであるが、現在それらは「ナイチンゲール文書」（*Papers of Florence Nightingale*）として大英図書館に保管され、二〇〇一〜一二年に著作全集「*Works of Florence Nightingale*」[2]が刊行された。

このようにナイチンゲールの人生と活動はクリミア期を境として大きく二分される。帰国後の活動については公人としての出版物がその動向を伝えているが、クリミア期以前となると、まだ謎の部分が少なくない。それゆえ、一八五二年頃の執筆とされるエッセイ「カサンドラ」は、公人となる前のナイチンゲールに関する重要な情報源となっている。

「カサンドラ」は一八四〇〜五〇年代に執筆された著述集『思索への示唆』（*Suggestions for Thought*）に所収され、中心人物である「女性（a woman / she）」の視点から、当時の上流・中産階級の女性たちに共通する苦悩を吐露し、社会慣習を痛烈に批判する作品である。当時の文学慣習では、小説はフィクション、エッセイはノンフィクションという分類が今日よりも明確であったため、「女性」の告白の内容はナイチンゲールの実体験を投影するものであるとみなされてきた。しかしこの作品の内容と執筆時のナイチンゲールの動向を一致させるのは早計である。

ナイチンゲールが看護職を希望しながらも家族の反対にあい、長らく失意に陥っていたという事実に関しては、「カサンドラ」の女性の苦境と重なる。しかし一八四七〜五〇年の間、ナイチンゲールは気晴らしに友人夫妻と共に欧州旅行に出かけ、イタリア・エジプト・ギリシャ訪問時の記録を残している。その後、ドイツのカイゼルスヴェルトの病院を研修目的で訪問し、父から資金援助を受けたナイチンゲールは、家族とも離れ、看護職に従事するようになった。「カサンドラ」の女性が心身を消耗し瀕死の状況に至るのとは対照的に、ナイチンゲールは一八五四年に戦場へ赴くほど精力的に活動を行っていたのである。

さらにこれは非常に重要な点であるが、「カサンドラ」はもともと小説スタイルのフィクション（本書）として書かれた作品であり、後にエッセイスタイルへ変更されたことがわかっている。エッセイ版は小説版と比較すると、フィクション的な要素が抹消され、現実味のある内容のみが残されているが、本来はノファアリアリという女性をヒロインとした物語なので、ノンフィクションの体裁をしたフィクションと考えてよいだろう。

小説からエッセイへ

「カサンドラ」を含む『思索への示唆』は、ナイチンゲールの存命中に公式出版されていない。一八六〇年頃に私家版が印刷されているが、現存する私家版からこのときすでにエッセイスタイルとなっており、また私家版には複数の版があることから、印刷のつど加筆修正されたことがうかがえる。

初の公式出版はナイチンゲールの死後、レイ・ストレイチー著『大義』(Ray Strachey, *The Cause*, 1928)の補遺として「カサンドラ」が収録されたときとなる。二〇世紀後半には「カサンドラ」の改訂版、『思索への示唆』の一部抜粋が発刊されているが、『思索への示唆』が完全な形で公式出版されるのは全集第11巻を待たねばならない。全集版では「カサンドラ」の印刷版［printed］と稿本［manuscript］とが併記で収録されており、印刷版に至るまでの変更箇所が明確になった。

もちろん全集刊行以前から小説版「カサンドラ」の存在は知られており、エッセイ版では本文中に「カサンドラ」という語が一度も登場しないため、小説版にある「私のことはノファリアリではなく、カサンドラと呼んで」（64ページ）というヒロインの言葉が、タイトルとリンクする稀少な情報として繰り返し言及されてきた。しかし多くの場合、それは二次情報（孫引き）として提示されてきたため、この言葉が発せられた背景など詳細な情報を入手することとは困難であった。これは大英図書館所蔵の文書を直接読む機会を得ることが困難であったことによる。それゆえ、全集刊行により、小説版「カサンドラ」が稿本として公式に出版された現在、ようやくその全貌が明らかになり、アクセスも容易になった。さらに全集所収の印刷版には、公式出版のエッセイ版にはないサイドバー（補記）があり、ここに「カサンドラ」の名前が複数回登場することも明らかになった。小説版、印刷版、エッセイ版と揃い、ようやくナイチンゲールが施した修正の変遷をたどることが可能となったのである。

それでは、小説からエッセイへとスタイルの変更に伴い、何が変わったのか。大きな変更点は形式にある。中心人物がノファァリアリという特定の個人から一般女性になり、複数の語り手（ノファリアリ、兄のファリセオ、第三者）から単独の語り手（第三者）になった。そして、ノファリアリをめぐる挿話（ノファリアリの夜行や自然との呼応、ファリセオとの対話など）が削除されている。

小説版は小説のスタイルをもつが、はっきりとした筋書きはない。冒頭からしばらく第三者の語り手による描写が続き、その後ノファリアリが「私」として語り、最後にノファリアリの臨終の様子をファリセオが「私」として語る。ところが結末になって突然、ファリセオはこれまでの話が自分の回想だったと明かすのである。すると、ノファリアリが「私」として語っていた経験は二次情報だったのか、あるいはノファリアリの言葉はファリセオ（つまり男性の）の創作だったのか、などの疑問が生じてくる。しかし小説版は草稿段階で放棄されているため、この問題の解決のめどは立たない。そのため便宜上、ファリセオが回想としているのはノファリアリの臨終の場面とし、それ以前についてはノファリアリが語る言葉として扱われている。エッセイ版ではファリセオの語りがすべて抹消され、ノファリアリが語る箇所の「私」は「彼女／彼女たち」に置き換えられ、三人称の語りに統一されているため混乱はない。

一方、スタイルの変更にかかわらず終始一貫しているのは次の点である。女性の「情熱と知性と道徳的活動」の実践を否定する社会の現状に対する嘆き、そしてヴィクトリア朝のドメスティック・イデオロギーである〈家庭の天使〉としての処し方〈自己抑制と他者への献身を優先する生き方〉[★1]を強要されるが、それに応じることへの苦痛の吐露、さらにこの束縛からの解放の希求である。ノファァリアリを一般女性に置換することで、これらの問題が特定の一個人に限定されるものではなく、この時代・この社会に生きる女性に共通するものであることを強調する。しかもこの苦悩は男性には無縁のもので、女性であるがゆえ背負わねばならない、その不合理性がノファァリアリ／女性にとって大いなる不満を募らせる原因となる。しかしノファァリアリ／女性の問題提議に対し、異性はおろか同性からも共感が得られないため、孤独なノファァリアリ／女性はますます追い詰められていく。このように時代と社会の流れにたった一人で必死に抗う女性の姿を描くこと、それが「カサンドラ」という作品の骨子である。

★1　当時の作法マニュアル『イングランドの娘たち』（Sarah Stickney Ellis, *The Daughters of England*, 1842）には、女性の務めは「黙して耐えること（suffer and be still）」という記述がある。

情熱、知性、道徳的活動

「カサンドラ」の重要なキーワードである「情熱」「知性」「道徳的活動」は、ノファリアリ／女性にとって、女性の家庭外活動（社会活動）を実践するための不可欠な要素であり、その必要性を切実に訴えるが、社会（およびその縮図である家庭・家族）はそれを容認しない。逆に家庭での娘の教育とは、女性の情熱を否定し、知的生産とは無縁の〈何もしない〉ことを教え、社会規範に従順であれと命じるのみで、ノファリアリ／女性は家族からの同調圧力に対し心身ともに疲弊してしまう。ノファリアリ／女性にとって、男性優位の社会制度・慣習は大きな障害であるが、それに追随する女性たちからいっさいの共感・協力を得られないことでより精神的な負担が大きくなる。

この点については『思索への示唆』所収の小説の稿本「イングランドの家族の物語」(*English Family Novel*) でも同様の主張がなされている。その中でノファリアリ/女性と同じく、家族による束縛を批判する女性フルジェンティアが次のように述べている。「家族は女性を、いつでも家族の用事に対応できるように目に見える場所に配置する。その人が居眠りしていようと構わない。そこにその女性が存在することに意義があるとみなされる」(11: 324)。フルジェンティアの論点は、〈何もしない〉ことで女性は経験不足のまま、「成長 (improve)」できない大人になってしまうことにある。

フルジェンティアが想定する女性の「成長」モデルはフランスの女性作家ジョルジュ・サンドであり、サンドは経験を重ねることで作家として成長しているとフルジェンティアは主張する (11: 324)。サンドの作品はナイチンゲールの読書リストにも入っており、現存する記録には、一八三九年の書簡に「サンドの作品を夢中で読んでいる」(1: 293) という記述がある。フランス語に通じたナイチンゲールは、原語でサンドの作品を読んでいたので、ここでのサンドの言及は、フルジェンティアもまた外国語の文学作品を読んで十分に理解できるほどの知識があることを示唆しているといえる。しかしフルジェンティアが生きる社会では、何もしないことが女性の「義務」であり、「自制」であり、「社交的なふるまい方」であると解釈され、これらが社会規範に沿う女性の行動であるなら、女性の「道徳的活動」は結局〈何もしない〉ことになる。

これは当然フルジェンティアの考えと相容れない。フルジェンティアは、道徳は神と自然の摂理に従う正しき考え方を意味し、この世はその摂理によって支配されるべきなのに、人間はこれを捻じ曲げて社会や教会という組織を構築し、勝手な解釈を付加したあげく、世の中をあらぬ方向へと導いていると考えている。この主張は「カサンドラ」における社会や宗教に対する批判にも通底する。フルジェンティアもノファリアリ／女性も、社会が女性の「道徳的活動」を容認しないと言うが、根本的に「道徳」に対する両者の概念が異なっており、妥協点を見出すことは困難である。

同様に、「情熱」と「知性」についても、ヴィクトリア朝の〈家庭の天使〉の処し方に従えば、女性が「情熱」と「知性」を生かすことは容認されない。この社会では男女の性別役割分担は明確に定められており、女性の持ち場は家庭（私的空間）のみで、社会（公的空間）に足を踏み入れることは社会規範の逸脱とみなされた。小説版ではノファリアリというイタリアふうの名前に始まり、パラディオ様式の建築物やヴェネチア派絵画のイメージなどルネサンス期のイタリアの要素を散りばめ、ヒロインは遠い昔の遠い国の物語の中に登場するかの様相を呈するが、ノファリアリの生活空間はヴィクトリア朝イングランドであり、エミリ・ブロンテやP・B・シェリーの詩、ミセス・チザムやミセス・フライの活動への言及がそれを物語る。ヴェネチア派絵画のモデルのような、あでやかで官能的な印象を与えるノファリアリが、まるで冷感症を強要するような生活空間におかれるのは、明らかに場違いな、そして時代錯誤的な印象を与えるだろう。しかしこのギャップこそ、ノファリアリの苦境を強調するためのナイチンゲールによる作戦ではないか。

そこで女性の情熱について考えてみると、ヴィクトリア朝小説では、女性の情熱は抑制すべき対象として扱われ、ヒロインは自身の感情を抑制して大人（社会の成員）になるというプロットが常套的であった。情熱的な女性が恋愛プロットに配されると、駆け落ちや不倫の恋愛、婚外子出産などの社会を逸脱した行為（淪落）に直結するパターンが少なくない。淪落した女性には〈堕ちた女〉の烙印とともに社会制裁（村八分など）が加えられたが、相手の男性はまったくお咎めなしという具合に、当時の社会は性に対する二重基準を容認していたため、淪落を避けるためには女性の側で警戒するしかなかった。にもかかわらず、当時の社会慣習として、性に関することはたとえ母娘の間であっても憚られる話題であり、そのため性に関してまったく無知のまま、男性の誘惑に負けて淪落する女性も後を絶たなかった。その点に鑑みれば、知らないふりをする母の行為をナイチンゲールが批判するのも一理ある。しかし当時のナイチンゲールはまだプロの作家ではないものの、情熱的な女性をヒロインに据えることはリスクを伴うこと、女性が性に関して公に語ることがタブーであることを十分承知していたであろう。

そのためか、ナイチンゲールは作品の中での恋愛色を極力抑える戦略を講じている。★2 母が女性の情熱を否定しても、娘にしてみれば、それは現実と乖離したナンセンスな話であり、ノファリアリ／女性は自身の内面に激情が存在するのを認識している。そこで情熱がもつエネルギーの方向を恋愛ではなく知的活動に向け、情熱を否定するのではなく、別の文脈で生かすというパラダイムシフトが行われている。この文脈ならば、女性の淪落の物語を回避することは可能になる。

だが情熱が知識欲となり、女性を学習に専心させたとしても、その後また新たな問題が生じ、女性は学びの成果を発揮する場と機会が得られないという厳しい現実に直面する。ノファリアリ／女性はただ漫然と学習するのではなく、学び得た知識が自己実現の手段となるよう

★2　小説版にはノファリアリがパルミラ遺跡に立ち、昔の恋を偲ぶ場面があり、恋愛色は完全に払拭されてはいない。

な実践的・実利的な学習を望むが、女性の自己実現もまた、当時の社会および家族が女性に容認する行為ではない。ノファァリアリ／女性も一時は〈何もしない〉ことに甘んじるが、それは中国の女性に課された纏足《てんそく》の習慣や、翼があるのに飛べない大天使ミカエル像の比喩で表現されるように身体拘束と同義である。特に纏足が表象する〈未発達〉と身体的苦痛はまさにノファァリアリ／女性の状況に相似する。このような現実から逃避するため、女性たちは身体をその場においたまま、心を空想の世界へ向かわせ、自分の分身ともいうべき「幻影の友」との対話に興じる。まさに心と体を分離した二重生活である。

そこでナイチンゲールがノファァリアリ／女性に託すのは、無為の生活を断ち切り、自身の信じる生き方を選ぶには、既存の社会慣習や教会が伝える神の教えを拒否し、人為的な組織よりさらに高位に位置する神の存在を信じることである。長年にわたる無為の生活は女性の心身を蝕み、致命的な結果をもたらした。ノファァリアリ／女性は自身の病を証左として次世代の娘たちに警告を発するが、これはある女性に特有の病ではなく、同時代の女性がおかれた状況がもたらす悲劇的結末であり、この時代・この社会の産物としての病であるという訴えでもある。それに気づかずに無為の生活を続ける女性たちがあまりにも多いため、ノファァリアリ／女性は厳しい言葉で批判をぶつけ、「目覚め」を促すのである。

カサンドラ、女性救済者、瀕死の女性

タイトル「カサンドラ」と同じ名前をもつ女性、ギリシア神話・悲劇に登場するトロイの王女カサンドラは、アポロン神から天賦の才（預言の力）を与えられるが、神の求愛を退けたゆえ、呪い（預言の聞き手が不在であること）を与えられた。これはジョージ・P・ランドウが指摘するように、カサンドラが〈女性〉であるがゆえの、神からの贈り物であり懲罰である[3]が、さらに重要なのは、アポロン神は私情からカサンドラが本来たどるべき運命を恣意的に捻じ曲げたという点である。ナイチンゲールがノファリアリとカサンドラとを結びつけるのは、ヴィクトリア朝の社会がアポロン神と同じく、男性の権威と権力によって、女性の運命を正道から逸脱させたと考えたからであろう。

ノファリアリが知的生活から導き出した予言は、〈何もしない〉女性がたどる悲劇的人生である。ノファリアリが「私のことはノファリアリではなく、カサンドラと呼んで」と叫ぶとき、それはノファリアリ自身の悲劇的結末だけでなく、その言葉に耳を貸す者がいなければ、同時代、そして後世の女性たちもまた同じ運命をたどることになるという予告／警告でもある。カサンドラと異なるのは、ノファリアリの窮地は神が与えたものではなく、人間が神意を曲解して構築した社会がもたらしたものであるから、この社会を本来あるべき姿に戻すことを要求する点にある。アイスキュロス作「アガメムノン」のカサンドラの場合、ギリシャへの凱旋後、総大将アガメムノンが暗殺され、同時に奴隷の自分も殺される運命にあることを預言しているにもかかわらず、カサンドラには神が定めた運命を変えることはできず、潔く死に臨むしかない[4]。

しかしノファリアリは異なる。ヴィクトリア朝の〈カサンドラ〉ノファリアリは、自身の死期を早めたのは神ではなく、人間の産物であると考える。男性の権威・権力を批判するが、怒りの対象は男性という性に向けられているのではなく、男性の権威と権力の行使に都合よく構築されている組織、つまり社会や教会という人為的産物である。それゆえ組織とそれを動かすシステムに盲従する女性たちも怒りの対象となるわけで、男性（強者）対女性（弱者）

の二項対立に収斂させない点がナイチンゲールの主張の特徴である。そしてこの特徴ゆえに、ナイチンゲールの主張がフェミニスト的であるが、フェミニストのそれではない理由ともなる。

「カサンドラ」が提示する「女性救済者」のヴィジョンは、それまで男性に虐げられてきた女性の救済と起死回生を講じる策として、二〇世紀後半のフェミニスト批評家が注目してきたテーマである。一九二八年の『大義』（107ページ参照）出版時、フェミニスト作家ヴァージニア・ウルフが『自分自身の部屋』（Virginia Woolf, *A Room of One's Own*, 1929）の中でナイチンゲールの様子に言及しているが、ヴィクトリア朝女性の不満と泣き言として処理している。それゆえ「カサンドラ」が本格的にフェミニスト批評の議題にのぼるのは、一九八一年のエレイン・ショウォルターによる論考▼5（127ページ）を待たねばならないが、ショウォルターも断言しているように、ナイチンゲールは同時代の女性の活動グループ（女性の教育権、既婚女性財産権、女性参政権などを求める活動）からは距離をおいていたこともあり、フェミニスト作家として扱われていない。逆にクリミアから帰国後の隠遁生活中も、ナイチンゲールの活動は政府高官や貴族院議員などからのサポートを得て、男性の権威や権力との協働で行われていた。つまりナイチンゲールは、同じ苦境を共有する女性たちとの連帯よりも、自身の目的を達成するためには男性の力を積極的に利用する姿勢だったのである。

そうすると、「カサンドラ」の「女性救済者」はどのような存在であろうか。端的に言えば、女性による救済活動であるが、ランドウが指摘するように、その手法はトマス・カーライルなどヴィクトリア朝男性作家が用いる「賢者の書」（"sage writing"）のスタイルである。ランドウによると、「賢者の書」は旧約聖書を一九世紀的に解釈し、遠い未来のことではなく現在のことを予想する立場をとるが、ヴィクトリア朝の拝金主義のもと、人々は賢者が語る神と自然の摂理を信じないため、両者の間にギャップが生じていた。当時の女性作家は論争の種となる「賢者の書」のスタイルを回避し、小説のようなフィクションのスタイルの中で批判や警告を行っていた、とランドウは述べている。[6] これはまさに「カサンドラ」におけるノファリアリ／女性と家族との間の葛藤と同じ構図であろう。そしてナイチンゲールがノファリアリ／女性に託した役割が女性の〈賢者〉であるなら、ノファリアリ／女性の言葉が切り捨てられる理由として、それが女性の言葉であると同時に、賢者の言葉であったからともいえる。ノファリアリ／女性の主張は、トロイのカサンドラの預言のような一見荒唐無稽の印象を与える未来予想ではなく、自身の経験に裏打ちされた知恵というべきものである。しかしこの知恵を伝える方法として、ナイチンゲールがあえて男性作家の手法を採用したのは自身の知的活動の成果の披露でもあり、また女性が男性と同じ教育を受けたならば、性別による文学上のスキルやテクニックの棲み分けは不要であると考えたのではないだろうか。

とはいえ、「カサンドラ」では女性が賢者として言葉を発することは難しい。ノファアリアリ／女性がキリストの言葉や行動について言及するとき、キリストは男性だから支持され賛美されるのであって、もし女性のキリストが同じことを同じ言葉で述べたなら、それは女性の不満として処理されてしまうと指摘する箇所がある。今ここで「女性救済者」が到来しても、男性権威の支配下にある組織の中ではその意義も価値も認められない。作品の冒頭にあるように、その時代に寄与するものがないなら、時機を待ってもう一度生まれ変わる必要があるというわけである。しかしノファアリアリとファアリセオとの会話にあるように、ノファアリアリがやがて来るべき女性救済者（キリスト）の先触れを務めたいと言えば、それは狂気の沙汰だと一蹴されてしまう。これが現実である。

それでも「カサンドラ」のエピグラフを改めて振り返ると、そこには救済者の到来が予告されていることに気づく。ここでは旧約聖書の洗礼者ヨハネが神の来迎を告げる言葉をもとに、「カサンドラ」の預言者は「荒野」ではなく、「群衆」（すなわちヴィクトリア朝の都市を往来する人々）の中から、雑踏にかき消されるような声で叫んでいると告げられる。その叫びこそ女性救済者の到来を預言するものであり、それに続くノファアリアリ／女性の生と死の物語もまた、キリストの死と復活を想起させるものである。

しかしながらナイチンゲールは「カサンドラ」を封印し、この作品によって女性救済者到来の予告を公にはしなかった。私家版の印刷はごく限られた人の手にしか渡っておらず、一八六〇年印刷の六冊は父のミスター・ナイチンゲールほか、すべて男性の知人・友人に献呈されている。複数回の印刷で女性の読者の手に渡ったか否かは記録が残されていないので不明だが、男性読者を想定した／意識した作品であったのかもしれない。

ところが私家版印刷と同年の一八六〇年、ナイチンゲールは『看護覚え書き』第一版を公式出版しており、ここに「カサンドラ」のノファアリアリ／女性の警告が新たな形で取り入れられていることがわかる。一例をあげると、『看護覚え書き』には、病室の換気の悪さが原因で人が亡くなる状況を、狂気の男が肺病患者ののどを掻き切るという比喩によって語られている。第一版は家庭での看護を想定したもので、ナイチンゲールは、猩紅熱などの病が外部から侵入するのに気づきながら、それを防ぐ手立てを打たなかった看護人、つまり家庭という領域が持ち場である女性たちの怠慢を叱咤し、〈何もしない〉ことがもたらす悪しき結果を予測し、警告を発している。この作品が世に認められたのはもちろん、ナイチンゲールがクリミアの英雄であり、マスコミの報道による社会的知名度の高さがナイチンゲールの公的領域への参入を容認したためといえるが、やはり女性読者を対象に、女性の領域内に関する話をすることの影響力は大きい。無為の生活を送る女性に注意喚起し、行動を起こす契機になるが、結局男性と女性の領域の棲み分けを明確にしたものであることに相違ない。

『看護覚え書き』を単独で読めば、「カサンドラ」のノファアリアリ／女性が予言した「女性救済者」が『看護覚え書き』の語りの中で復活したという解釈に至るのは容易ではない。しかし『看護覚え書き』が第一版から第三版へと版を重ねるごとにその内容が高度になっていくのと同様、ナイチンゲールは「カサンドラ」の推敲を重ね、ついに『看護覚え書き』の中に昇華したとみなすことは可能であろう。ノファアリアリ／女性の死は、女性救済者到来の先触れの役割を完遂した祝福の死であり、次に女性救済者として復活した／生まれ変わったことを『看護覚え書き』によって公に伝えているのである。

引用文献

▶1 Gaskell, E. : *The Letters of Mrs. Gaskell*, Edited by Chapple, J.A.V. & Pollard, A., p.359 & 383, Mandolin-Manchester University Press, 1997.

▶2 Nightingale, F. : *Collected Works of Florence Nightingale*, Edited by McDonald, L. & Vallée, G., Wilfrid Laurier University Press, 2001-12, 16 vols. 本書からの引用は文中に（巻数：頁数）で表記した。

▶3 Landow, G.P. : Aggressive (re)interpretations of the female sage: Florence Nightingale's Cassandra. In *Victorian Sage and Cultural Discourse: Renegotiating Gender and Power*, Edited by Morgan, T.E., p.32-45, Rutgers University Press, 1990.

▶4 Aeschylus : *The Oresteian Trilogy: Agamemnon; The Choephori; The Eumenides*, Translated by Vellacott, P., Penguin Books, 1959.

▶5 Showalter, E. : Florence Nightingale's Feminist Complaint: Women, Religion, and "Suggestions for Thought", *Signs : Journal of Women in Culture and Society*, 6(3) : 395-412, 1981.

▶6 前掲書3、p.32-33.

著者・訳者紹介

木村正子《きむらまさこ》
岐阜県立看護大学 准教授

名古屋大学大学院国際言語文化研究科博士課程後期課程修了。博士（文学）。専門は一九世紀イギリス小説の研究。

［著書］創立30周年記念 比較で照らすギャスケル文学（共著、大阪教育図書、二〇一八）、ギャスケル作品小事典（共著、開文社、二〇一九）

［論文］閉じられた群衆から開かれた群衆へ―ギャスケル作品における女性たちの群衆体験（ギャスケル論集、第28号、日本ギャスケル協会、二〇一八）、“The Mill on the Floss”と“The Moorland Cottage”における母娘関係の比較（ジョージ・エリオット研究、第14号、日本ジョージ・エリオット協会、二〇一二）、Elizabeth GaskellのRuth再考：なぜRuthは死ななくてはならないのか（関西英文学研究、第5号、日本英文学会関西支部、二〇一二）ほか。

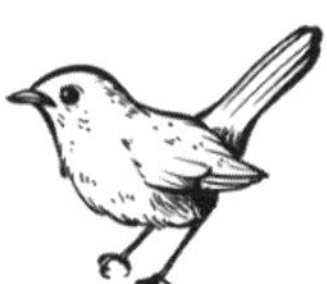

フローレンス・ナイチンゲールが抱いたフェミニストとしての不満
女性、宗教、そして『思索への示唆』

エレイン・ショウォルター *Elaine Showalter*

◉原文でイタリック体表記の箇所はゴシック体で示した。
◉原文の注釈は☆で、訳者の注釈は★で示し、なるべく近いページの脚注に示した。
◉引用文献は▼で示し、文末に示した。
◉ナイチンゲールの著作からの引用箇所は、翻訳書が存在する次のものについては該当部分の訳（一部改変）を使用させていただいた。
——エドワード・クック（中村妙子 訳）『ナイティンゲール［その生涯と思想］Ⅰ〜Ⅲ』、時空出版、一九九三
——セシル・ウーダム・スミス（武山満智子、小南吉彦 訳）『フロレンス・ナイチンゲールの生涯』、現代社、一九八一
——フロレンス・ナイチンゲール（田村 真 訳）：カサンドラ・『ナイチンゲール著作集 第三巻』、現代社、一九七七
——マイケル・D・カラブリアほか 編著（小林章夫 監訳）『真理の探究—抜粋と注解』、うぶすな書房、二〇〇五

Elaine Showalter : Florence Nightingale's Feminist Complaint: Women, Religion, and *Suggestions for Thought*
Signs: Journal of Women in Culture and Society 1981, vol. 6, no. 3.

残念なことであるが、フローレンス・ナイチンゲールは偉大なイギリスのフェミニストの一人として数えられていないことを、歴史家はしばしば認めざるを得ない。歴史家のレイ・ストレイチー[★1]は、ナイチンゲールは「組織的女性運動に対して抱いていた共感は部分的で、すぐ崩れてしまうようなものであった」という。[▼1]ナイチンゲールは女性の無知、怠惰、無能、および道徳的目的の欠如を批判し、ジョン・スチュアート・ミル[★2]の女性参政権委員会への参加の要請を確固として拒否した。[☆1]しかし、新しい女性の歴史は、多くの点でフェミニズムの定義をより厳密・厳格なものにし、一九世紀の様々なフェミニストの経験に対する私たちの共感を拡大させた。ナイチンゲールの生涯を振り返り、大英図書館に所蔵されている膨大なナイチンゲールの手稿集、特に個人的に出版したフェミニズムと神学的考察に関する全三巻の

★1 **レイ・ストレイチー**（Ray Strachey, 1887-1940）イギリスのフェミニスト政治活動家、作家。大学時代から政治サークルに所属し、女性参政権運動にかかわる。伝記作家リットン・ストレイチーの兄で、官僚であったオリヴァー・ストレイチーと結婚。女性参政権協会全国連合などの運営、機関紙の編集に携わり、イギリスにおける女性参政権獲得後も女性の地位向上に生涯を通して尽力した。主著『大義（*The Cause*）』（1929）。

★2 **ジョン・スチュアート・ミル**（John Stuart Mill, 1806-73）イギリスの哲学者、経済学者。ジェームズ・ミルの長子で幼時から英才教育を受ける。古典派経済学の思想を体系化して完成させた。『経済学原理（*Principle of Political Economy*）』（1848）において家父長制を批判し、妻ハリエット・テーラーの影響下で『女性の隷従（*The Subjection of Women*）』（1869）を執筆。男女の完全なる同権の原理を主張し、女性参政権運動の中心となった。

著作『宗教的真理の探求者への思索への示唆（*Suggestions for Thought to Searchers after Religious Truth*）』[2]を見てみれば、彼女の時代と私たちの時代におけるフェミニズムとナイチンゲールの関係の本質について、いくつかの新しい結論に達することができるはずである。

しかし、このような試みにおいては、ナイチンゲールのフェミニズムにはいくつかの欠陥があったことを、まず認めておくべきだろう。ヴィクトリア朝という観点から見てさえ、彼女は金銭、特権、人脈に頼り切って日々暮らしていた上流階級の人間であった。彼女は平凡な女性の感情や価値観を拒絶するという点において、知的に傲慢だった。母親と姉を軽蔑し、自分が看護の訓練を受けることに反対した二人を完全に許すことはなかった。

ナイチンゲールは、家族からの窒息しそうな同調圧力に抵抗しなければならないことに深い傷を負っていた。クリミアからの凱旋帰国後、彼女は戦略的に病弱を装った。そして、自身が六〇代になり母親の死を迎えた後に初めて、本来の自分の姿を現した。

ナイチンゲールは、家族的・社会的価値観の犠牲者のように思われるかもしれない。しかし彼女は、家庭生活の基本的な構造に疑問を投げかけ、母と娘の関係の誇張された美徳をあざけり、イギリス国教会[★3]の性差別体質をあえて批判することさえした。ナイチンゲールが批判の矛先を向けたのは、議会よりもさらに手ごわく、あらゆる変化に抵抗する組織だった。

彼女の最もよく知られているフェミニスト的エッセイ「カサンドラ」を所収する『思索への示唆』への抑圧は、ヴィクトリア朝時代に行われた、女性の怒り、抗議、情熱に対する抑圧の中でも最も不幸な出来事の一つである。この作品が今日においても引き続き無視されていることは、ニューマン[★4]の『*Apologia Pro Vita Sua*（謝罪）』と並び研究されるべきヴィクトリア朝時代の宗教思想に関する重要な文書を見る機会を我々から奪っているだけでなく、ウォルストンクラフト[★5]とウルフ[★6]をつなぐイギリスの主要なフェミニズム作品を見る機会をも奪っているのである。

☆1　ナイチンゲールの女性に対する態度を詳しく論じた伝記として、クックの『ナイティンゲール〔その生涯と思想〕（*The Life of Florence Nightingale*）』[▼5]とウーダム＝スミスの『フロレンス・ナイチンゲールの生涯（*Florence Nightingale 1820-1910*）』[▼3]がある。参考になる研究としては、Pugh, E.L.: Florence Nightingale and J.S. Mill Debate Women's Rights, *Journal of British Studies*, 21 (2): 118-138, 1982 がある。

★3　**イギリス国教会**　一六世紀、イギリス宗教改革によって成立した、ローマ教会から分離独立したイギリス独自の教会制度。プロテスタントではあるがピューリタンなど非国教徒とは対立し、名誉革命後は国家宗教として確立した。アングリカン・チャーチ（Anglican Church：聖公会）とも言われる。

★4　**ニューマン**（John Henry Newman, 1801-90）一九世紀イギリスの神学者。イギリス国教会の司祭だったが、高教会思想に近づき、国教会を俗権の支配から守ろうとするオックスフォード運動[★11]に参加、指導者となった。しかし国教会の立場に疑問をもち、カトリックに改宗し、のちに枢機卿となった。『*Apologia Pro Vita Sua*（謝罪）』は、ニューマンが自身の宗教的意見を弁明した文書で、一八六四年に彼がイギリス国教会の教区牧師の職を辞した後、イギリス国教会司祭でキリスト教社会主義者のチャールズ・キングズリーへの返答として出版された。

フローレンス・ナイチンゲールの独特なフェミニズムの起源を理解するためには、まず母ファニーと姉パーセノープとの穏やかならざる関係に注目しなければならない。美しく、聡明で、上流社会のたしなみを身につけていたフローレンスだが、裕福な上流階級の「家庭の娘」という役割に幼少期からみじめな気持ちを抱いていた。彼女の母親がエリザベス・ギャスケル[★7]に「私たちはあの野生の白鳥のひなを孵した家鴨《あひる》のようなものです[▼3]」と嘆いたように、六歳の時からフローレンスは、自分自身を優れた存在としてではなく、家族の中で恥ずべき異端な存在とみなしていた。フローレンスは自伝的な小文の中で、幼い頃、自分は他の人とは違っているのではないか、という強迫観念に捕われていたと記している。自分はまるで怪物のような得体の知れないところのある人間で、それはいつ発覚するかもしれない秘密であった。初対面の人は苦手で、とりわけ子どもは禁物であった。初めての人に逢うとなるといつも酷く悩み、人から凝視されることに拷問のような苦痛を感じた。彼女は自分が他の人びとと同じようには振舞えないのではないかと惧《おそ》れ、食事の時もフォークやナイフでうっかり変なことをするに違いないと思い込んでいたので、階下で皆と食事をすることを拒んだ。[▼4]女性作家の文学作品や回想録に描かれる多くの人生と同様に、彼女にとって怪物のイメージは、女性の役割に対する怒りと不満、そして自身の知識・支配・権力への欲求を偽装する必要性

と関連していた。☆2

ファニーとパーセノープは、社会的には野心的で、知的には怠惰で、感情的には幼いという、極めて典型的なこの階級の女性だった。しかし、彼女たちもまた、「女性は愛と他人の業績によって自己を満たす」というヴィクトリア朝時代の理想の犠牲者だった。ウィリアム・ナイチンゲールが議会選挙で落選した後、公の場でさらに競っていくことを拒否したため、

☆2 これらの怪物性のイメージの分析については、Ellen Moers : Female Gothic. In *Literary Women* (Doubleday, 1976)（エレン・モアズ［青山誠子 訳］：女性のゴシック．『女性と文学』、研究社出版、一九七八）を参照。ナイチンゲールの文章は、女性文学の伝統の特徴的なイメージに彩られており、「カサンドラ」は特に狂気、病気、飢餓のイメージを強調している。（Gilbert, S.M., Gubar, S. : *The Madwoman in the Attic*, chaps. 1-3, Yale University Press, 1979）

★5 **ウォルストンクラフト**（Mary Wollstonecraft, 1759-97）イギリスの社会思想家、作家、フェミニズムの先駆者。男女の同権、教育の機会均等などを提唱し、女性なる存在のありようについて考察した。主著『女性の権利の擁護（*A Vindication of the Rights of Woman*）』（1792）。

★6 **ウルフ**（Virginia Woolf, 1882-1941）イギリスの小説家、評論家。二〇世紀モダニズム文学の主要な作家の一人。二〇世紀フェミニズムの原点ともなる著作を多数残した。主著『ダロウェイ夫人（*Mrs Dalloway*）』（1925）、『自分だけの部屋（*A Room of One's Own*）』（1929）。

★7 **エリザベス・ギャスケル**（Elizabeth Cleghorn Gaskell, 1810-65）ヴィクトリア朝を代表する小説家。長男を幼くして亡くした悲しみを癒すために書いた『メアリ・バートン（*Mary Barton*）』（1848）がディケンズの目に留まり、文壇に認められ、多くの文士と交流した。社会問題を善意をもってペーソスとユーモアに満ちた文体でとらえ、特に中流階級の読者を教化した。主著『ルース（*Ruth*）』（1853）、『シャーロット・ブロンテの生涯（*The Life of Charlotte Brontë*）』（1857）。

ファニーは社会的野心を夫から娘たちに移した。息子のいない家庭だったので、娘たちが母親の欲求不満と熱望の矢面に立たざるを得なかった。フローレンスより一歳年上のパーセノープは、美しさ、知性、性格の面で自分に勝る妹に嫉妬心を抱いていたが、情熱的な献身を装っていた。パーセノープは三九歳で結婚して初めて、フローレンスへのノイローゼ的な愛着を断ち切り、多産な小説家・歴史エッセイストとしての才能を（決して傑出したものではなかったけれども）開花させることができた。

ウィリアム・ナイチンゲールは二人の娘の教育を引き受け、ギリシャ語、ラテン語、ドイツ語、フランス語、イタリア語、歴史、そして哲学を教えた。しかし、フローレンスが一六歳の誕生日を迎える頃には、家族内には空間的にも心理的にも明確な分裂が生じていた。彼女は父と一緒に書斎にいたが、パーセノープは母と一緒に客間にいた。客間での生活、つまり、おしゃべりや朗読をしたり、スケッチをしたり、歌を歌ったり、ガーデニングをしたりする怠惰な女性的生活は、ファニーとパーセノープを喜ばせ、一二人の叔母と二七人のいとこたちを満足させたが、フローレンスは退屈でイライラし、絶望の淵に追いやられた。

同世代の才能ある他の女性たちと同じように、彼女は知的で職業的な欲求を、それを正当化できる唯一の形である宗教という言語に移し替えた。一七歳の誕生日を目前にして、彼女は生涯に四度受けた宗教的啓示のうちの最初のものを経験した。「一八三七年二月七日、神は私に語りかけられ、神に仕えよと命じられた。[☆3、▼5]」

大望のために神の（そして男性的な）承認を得ることはいくらかの慰めになったが、神は彼女がどのように仕えるべきかを明確にしなかった。何年にもわたる絶望的な、しばしば自滅的な不幸の中で、看護師という職業に献身するための詳細が次第に明らかになってきた。フローレンスは、結婚を犠牲にして家族と別れる勇気を与えてくれるようなイデオロギーを確立しようともがいた。ファニーとパーセノープは、感情という武器を駆使してフローレンスの努力を妨害した。その後の一五年間は、家族内に激しい対立が生じていた。フローレンスは自立のための計画の数々を母親と姉によって妨害されていた一方で、若い淑女としての義務をうんざりしながらも行っていた。

☆3 ナイチンゲールの神秘的な経験については、いくつかの異なる解釈が可能である。アレンは「これらの『声』の経験はすべて、個人的な失望、自己不信の強い感情、深い抑うつ、失敗の感覚を特徴とする、非常に激しい感情的・心理的ストレスを抱いた時期の後に起こった」と指摘している（▼19、33ページ）。コミノスは、女性の宗教的な恍惚という現象を、抑圧されたセクシュアリティのはけ口とみなしており、これはヴィクトリア朝時代の多くの精神科医に共有する見解である。（Cominos, P.T. : Innocent Femina Sensualis in Unconscious Conflict. In *Suffer and Be Still*, ed. by Vicinus, M., p.163-164, Indiana University Press, 1972）

一八四五年、フローレンスは、看護師を訓練する非公式の宗教的コミュニティの設立を夢見た。しかし、家から数マイル離れたソールズベリー診療所で三か月ほど看護を学ぶのを許してほしいと頼んだだけで、ファニーはショックを受けて激怒し、フローレンスが「品性卑しい外科医などと隠微な恋に陥るような破廉恥なことに心を奪われている」と言って非難した。[☆4、▼6]数年後、ヨーロッパを旅行中だったフローレンスは、ドイツのカイゼルスヴェルト学園[★8]に極めて重要な訪問を果たす。そこにはプロテスタントの宗教団体が運営するモデル病院があったのだ。旅行から戻ると、パーセノープはヒステリーを起こしていた。両親は、フローレンスが一年も旅行をしていたことを理由に、これからの半年間はフローレンスがパーセノープの面倒をすべてみることを強要した。フローレンスは、姉と一緒に散歩し、一緒に本を読み、庭で花を摘み、歌い、スケッチを描く生活を送らなければならなかった。

このような姉の犠牲となっていた時代、フローレンスは、尊敬し、愛してもいた裕福な慈善家で知識人である社会改革者のリチャード・モンクトン・ミルンズ[★9]という男性からの結婚の申し出を断ったことで、家族にさらなる大騒動を引き起こした。フローレンスは、結婚は自分の知的で性的なニーズを満たすだろうが、はっきりとした目的のある重要な仕事をなすというニーズの妨げとなるであろうことを痛いほど理解していた。

私には知性の満足を求めるところがあるが、彼ならそれを充たしてくれるであろう。また情熱の満足を求める性質もあるが、それも彼は充たしてくれるであろう。また道徳を求め行動を求める性質があるけれども、彼との生活にそれを求めることはできない。私はいつの日かどんなことがあっても自分をこの情熱を求める性質を充たしたいと時々思うが、これは少なくともそれによってあの呪わしい夢想という罪悪から身を護ることができるだろうと思うからである。しかし、ほんとうにそうであろうか？ ひょっとしたらある大きな目的に向かって、われわれ二人に備わっている互いに異質の力をひとつに合わして、彼と共なる人生を過ごしたら満足できるのかもしれない。しかし彼と一緒に友人たちと付き合ったり、家事をこなしたりの生活では、とても私はこの性質を充たすことはできないであろう。☆5、▼7

☆4　アレンは、「ファニーは次女の反抗期を性的な意味でとらえていた」と指摘し、彼女の衝撃的な反応がフローレンスの性的発達を妨げたのではないかと指摘している（▼19、29〜30ページ）。

★8　**カイゼルスヴェルト学園**　ルター派教会の牧師であり慈善家のテオドール・フリードナーとその妻が、刑期を終えたばかりの女性の更生施設として、一八三三年にデュッセルドルフ北部のカイゼルスヴェルトに設立。のちに病院や幼稚園、孤児院を併設した。教区の老人、病人、幼児を世話する女性（ディーコネス）を養成した。

★9　**リチャード・モンクトン・ミルンズ**（Richard Monckton Milnes, 1809-85）イギリスの詩人、文学者、政治家。ナイチンゲールに求婚した。

しかしフローレンスは、看護師としての厳しい訓練を受けるためのすべての努力が、母と姉が共謀した感情的な支配によって妨げられていると感じていたので、ミルンズの申し出を断ったことで、ほんのわずかでも幸せになれるチャンスを逃してしまったのではないかと恐ろしくなった。父親は、自分が家を出て生活するための援助はしてくれないだろう。父親は自分を経済的に自立させようとはしないだろう。この数年間の彼女の日記には、自殺寸前のうつ病を繰り返していたことが記されている。「私の現在の生活は自殺行為であり、三一歳の私には死以外に望ましいものは何も見えない。彼ら［家族］との生活に満足できないとは、いったい何者だというのであろう？ 神よ、いったい私は何者なのでしょう。私が今感じているこの感じ、今考えているこの考えは、六歳の頃からのものである。しかし、それをそうさせたのは、この私ではない。神よ、たいていの人たちが満足している生活に、何故私は満足できないのでしょうか？」▼8

苦しい絶望のこの時期に、フローレンスは『思索への示唆』☆6を書き始めた。彼女の計画は野心的であった。彼女は、男性、特に労働者にとって、そして最も重要なことに女性にとって、神の法則を正当化することに勝るものはないと考えていた。第一巻はイギリスの「職人」に捧げたもので、無神論と闘う新しい哲学宗教の概要が記されることとなる。第二巻は、元々は「神と作者との取引についての短い報告」、後に「実際的な結論」と呼ばれ、宗教心理学の経験的研究の類が含まれることとなる。第三巻では、神の法と道徳的権利について論じられる。また小説もあったはずであり、第二巻の初期草稿では、女性についての書簡形式の社会問題小説および、最終的には「カサンドラ」となった回想録が含まれていた。

書くことはフローレンスにとって重荷であると同時に、セラピーでもあった。本を書くことは、彼女が心理的な混乱を抜け出すのに役立った。一八五一年までには、彼女はひどいうつ病を克服していた。彼女は、家族からの援助を期待するのではなく、自分自身が母となり自身を支えなければならないことをはっきりと理解した。「何かを、**自分の手で掴みとらなけ**

☆5 ナイチンゲールが理性的に結婚を拒否したことは、一九世紀のイギリス人女性においてはほとんどあり得ないことであった。

☆6 各巻の冒頭には章や節を構成する内容の「ダイジェスト」が提示され、また欄外見出しと傍注で論旨が強調されている。第一巻は最初は対話形式で書かれた。第二巻の書簡形式の小説は、四人の「娘」――フルジェンティア、パルティア、コロンバ、マリー――の間で交わされた手紙で成り立っており、ナイチンゲールの信条の様々な側面を表しているようである。私家版の説明については、Bishop, W.J., Goldie, S.: *A Bio-Bibliography of Florence Nightingale*, p.119-121, William Dawsons & Sons, 1962を参照。「カサンドラ」は一九二八年にレイ・ストレイチーの『*The Cause*』の付録として出版されたが、ストレイチーは私家版の欄外見出しと傍注を省略した。マイラ・スターク編集でフェミニスト・プレスが出版した『カサンドラ（*Cassandra*）』の最新版は[▼16]、ストレイチー版に従っている。

ればならぬ。それは与えられるものではない。▼9」彼女がカイゼルスヴェルト学園に戻らなければならないと家族に告げると、再びファニーやパーセノープと激しい口論が起こった。出発の前夜、フローレンスは「……続いて激しい騒動が始まったので、私は気が遠くなってしまった」と記している。▼10

フローレンスがドイツから帰国すると、ファニーとパーセノープは激怒し、彼女を犯罪者のように扱った。フローレンスは二人から逃れられないことに絶望し、ローマ・カトリックに改宗して女子修道会に入ることを真剣に考え、マニング枢機卿★10にその考えを打ち明けた。「カトリック教会が私にとってどんなに安らぎの場であるか、貴方に解っていただけたらよいのですが！　私の欲するものは総てそこにあるのです。あらゆる苦しみもとり除かれましょう。」▼11マニング枢機卿は賢明にもフローレンスの改宗を思いとどまらせたが、看護師会が運営する二つのカトリック病院、ダブリンの慈悲修道女会とパリの慈善修道女会で働くための手配をしてくれた。この知らせはナイチンゲール家に最も深刻な危機をもたらしたが、このことがきっかけとなり、姉からの神経症的な要求に縛られていたフローレンスは、ついに解放されることになったのである。一八五二年、フローレンスの不自然で邪険な行動が原因で死にかけていると主張していたパーセノープは、完全に神経衰弱に陥ってしまった。女王の侍医であるジェームズ・クラーク卿は、パーセノープは完全に自己に没入しており、正常な健康状態と精神的均衡とをとり戻す唯一の可能性は、強制的にフローレンスと離れて過ごすことだとナイチンゲール一家に語った。フローレンスが皮肉を込めて語っているとおり、「破壊者によって破滅に追いやられようとしていた妹」は「家から離れるべきだ」と言われたのだ。「そうすれば、破壊者である姉がその破壊の過程で失ってきた健康と精神的均衡をとり戻すことができるかもしれない。」[12]ウィリアム・ナイチンゲールは、この診断を聞いてすっかり怯えてしまい、フローレンスに年五〇〇ポンドの恒久的な生活費を与えることにした。母と姉からの束縛はついに解かれ、フローレンスはようやく自由の身となったのだ。

フローレンスは、三二歳の誕生日を目前にした一八五二年五月七日に、「救済者になるべし」という二度目の神の啓示を受けた。[13]それから一年経たないうちに家を出て、ロンドンのハーレー街にある「病気の淑女のための療養所」の管理者に任命された。彼女は元の生活に戻ることはなく、一八五四年一〇月、三八人の看護師を引き連れてクリミアのスクタリに向かって出発した。彼女の文学作品はすべて、この一〇年間の大半を占めたクリミアでの活動

★10 **マニング枢機卿**（Henry Edward Manning, 1808-92）イギリスの神学者。オックスフォード運動に参加したが、その後イギリス国教会からローマ・カトリックに転会。のちにウエストミンスター大司教、枢機卿となった。

のために放っておかれた。実際、その後の人生において彼女が、一八五〇年代に成し遂げた英雄的で勇敢な行為に匹敵することを行うことは二度となかった。

しかしこのような活躍があっても、フローレンスの苦闘は完全に終わりを迎えたわけではなかった。パーセノープやファニーがハーレー街の彼女のもとを訪れることはなかった。クリミア戦争の後、フローレンスが国民的英雄として偶像化されていた時期でさえも、彼女は以前と同様、移り気で多くを要求する母と姉から嫌がらせを受けていた。二人はフローレンスが時間を割いて自分たちと同伴することを主張し、彼女のホテルのスイートルームのソファでぐずぐずして、仕事の邪魔をした。彼女らが来訪を告げると〈発作〉が起き、フローレンスは母と姉が使う武器を逆用するようになった。ついに、フローレンスは母と姉が使う武器を逆用するようになった。ついに、フローレンスは、その病状が深刻すぎて二人には会えないのだと主張した。姉が遅ればせながら結婚して長い時が経ち、ファニーが年老いて、パーセノープも関節炎で身体が不自由になってからようやく、フローレンスは二人と再び親密な関係を築くことができたのである。[☆7]

この母親と姉との生涯にわたる諍いにフローレンスは精神的に傷ついた。それが彼女のフェミニズムの条件を制限したのは確かである。過去一〇年の間、私たちの多くは、自分の母親や姉妹との完全な和解が個人的・政治的な信頼の基本であるという前提に基づいたフェミニズム意識のモデルを採用してきた。しかし、フローレンスの経験においては、そしてヴィクトリア朝時代の家族についての彼女の分析においては、母親が娘の自己実現の最大の障害となっていた。母親は、娘が規律ある学習や真の自己啓発、重要な訓練を行うことを邪魔していたのである。

キャロル・スミス＝ローゼンバーグは、一九世紀のアメリカにおける女性ネットワークについての研究で、母親と娘の間には事実上不和が存在しないことを発見したが、フローレンス・ナイチンゲールは、母親と娘の対立が避けられない社会を目にし、母親と娘がお互いに相容れない、理解しがたい関係の中で、一方が他方の奴隷にされていると考えた。[☆8、▼14]「母親が娘

☆7 ナイチンゲールは母親と妹が困っているときには二人の面倒を見、世話をした。ピッカリングはナイチンゲールの病気を「目的をもった精神神経症」と解釈している（▼18、165〜177ページ）。アレンは、彼女の病気を「母と姉の干渉によって引き起こされた感情的な葛藤から即時に身を守るための手段であると同時に、自らが彼女らの気遣いの対象になることで、幼少期の拒絶感を克服することを可能にするメカニズムでもある」と説明している（▼19、41ページ）。

☆8 近年スミス＝ローゼンバーグは、一八七〇年代から一八八〇年代にかけて娘の役割の選択肢が広がったことで、母親と娘の間に、より複雑な葛藤の関係が生じたことを認めている。「母親やそのほかの年配の女性たちは、娘たちが望む新しい役割を阻むような行動を頻繁にとっていた」。(Dubois, E. et al.: Politics and Culture in Women's History: A Symposium, *Feminist Studies*, 6 (1): 59, 1980)

と本当にすばらしいと言えるような関係にある家庭を、知っているでしょうか？」と彼女は『思索への示唆』の中で記している。[15]「カサンドラ」において彼女は、小説がもつ真の魅力とは、女性が主人公の場合は一般的に家族の絆に縛られていない（ほとんど常に母親がいない）点だと辛辣に指摘している。[16]ナイチンゲールの抑圧的な母性への怒りは非常に強く、彼女はすべての子どもたちは〈よく管理された託児所〉で育つべきだと信じていた。[17]そして、「私の一万八千人の子どもたち一人ひとりに対して……私は一週間の間に、母が三七年間に私のために費やしてきたよりも多くの母性的な感情と行動を費やしてきました」[18]と言い、彼女自身の母性衝動は自身の仕事の中で完全かつ効果的に実現されていると主張した。

ドナルド・アレンは、ナイチンゲールの心理的・性心理的な発達は、母親や姉との葛藤によって恒久的に形成されたと論じている。ナイチンゲールは他人との愛情や親密さを完全に犠牲にして、それらよりずっと大きな努力を要する仕事をした。アレンは、「すべて外側に向けられた、マゾヒズム的な意味合いをもつ看護を選択することによって、彼女は自己の怒りを吸収して力への衝動を満たすことができ、同時に、自分の努力を〈神の名の下に〉他者への援助に向けることで、非常に強い超自我をなだめることができた」と述べている。[19]しかし、信仰においては、ナイチンゲールは、イエスの両性具有的な姿や、救いと贖いの教義に惹かれることはなかった。代わりに彼女は自分自身を、強い男性的な神の代理人としてみていた。この神は、彼女に救世主になるように命じ、家事の義務と謙虚な自己犠牲という女性的な道徳に反抗することを正当化してくれた。

一九世紀半ばに起こったイギリス国教会における女性の地位、権利、可能性に関する激しい議論を背景に、ナイチンゲールは自らの職業を定義づけしようと格闘した。これらの論争は、ヴィクトリア朝時代の生活の最も基本的な制度、すなわち家庭における女性の地位と義務、女性の職業の必要性、未婚女性の窮状、家父長制的教会の聖職に加わる女性の権利を問うものであった。女性たちは、教会の儀式においてより意味のある役割を求め、祭壇の布に刺繍をすることよりも重要な仕事を求めていた。女子修道会に対する何世紀にもわたる迷信や中傷にもかかわらず、ヴィクトリア朝時代に女子修道会やイギリス国教会系修女会は復活を遂げた。宗教史家のマイケル・ヒルによると、女子修道会は「中産階級の女性の間でフェミニズムが始まった最初の兆候」であり、イギリスにおいて女性の宗教共同体を求める運動が始まったのは、女性の権利が叫ばれる前の一八四〇年代だった。一八四五年には、最初のイギリス国教会系修女会であるパーク・ヴィレッジが結成された[☆9、▼20]。イギリス国教会系修女会はオックスフォード運動[★11]に関連しており、上級の若い聖職者が、イギリス国教会高教会派（アングロ・カトリック）[12]の復興の他の要素に加えて修女会を後援するのが慣例となった。一八七三年までに四三のイギリス国教会系修女会が活動していた。

ナイチンゲールが自分の人生の方向性について悩んでいた時期に、女性の宗教共同体という概念がイギリスで広く議論されていた。クリスティーナ・ロセッティやマリア・ロセッティ[13]のような彼女と同世代の高教会派の多くの女性たちも同様に、女性の宗教共同体について検討していた。修女会は目的のある生活とある程度の自治を約束しているようにみえたが、その条件と費用は国教会のあらゆる階層の男性・女性両方を混乱させた。カトリック女子修道会の伝統的なイメージは、独身女性の共同体が、男性聖職者の精神的権威に服してはいるものの、それ以外の点では独立して独自の道を歩んでいるというものだったので、多くの高位聖職者たちはイギリス国教会系修女会が同じ道をたどることを恐れ、警戒した。一八五四年にウィルバーフォース[14]大司教がトラクトリアン[15]のT・T・カーター[16]に宛てた手紙には、「修女会が、自意識的で病的な宗教的愛情の発展、瞑想生活の高揚、永遠の懺悔、英語ではない言語での説教という準ローマ・カトリック的な**方向性**でなければ維持できないのであれば、私は修女会をもつべきではないと完全に確信しています[21]」と書かれている。低教会[17]の人々は修女会に断固反対し、ディーコネス（女性の社会奉仕員）の復活を支持して、ディーコネスは原

☆9 一八六二年のオックスフォード教会会議において、T・T・カーター牧師は修道女会を「独身生活を送り、明確化された規則に従い、共通の資金を持ち、キリストと密接に結びついた同盟の中で霊的生活の文化によって神の栄光を高めようとし、祈りや慈悲の奉仕に従事する女性の共同体」と定義した。（▼20、142ページ）。

★11 **オックスフォード運動**　一八三三〜四〇年頃にかけて、オックスフォード大学を拠点に、イギリス国教会内に起こった復古運動。指導者はオックスフォード大学の神学者ニューマン[★4]らで、当時の自由主義の風潮に反対して、教会の歴史的権威を主張し、典礼を重んじた。

★12 **アングロ・カトリック**　オックスフォード運動の影響によってよりカトリック的となったイギリス国教会における高教会派（ローマ・カトリック教会との歴史的連続性を特に強調した）の立場をいう。初代・中世教会との連続性を保証するものとして、使徒継承にもとづく主教制の必要を唱えた。宗教改革がもたらしたプロテスタント的性格を極力否定し、教会の権威、歴史的主教制、サクラメントを重視した。

★13 **クリスティーナ・ロセッティ**（Christina Georgina Rossetti, 1830-94）イギリスの詩人。敬虔主義的な作風による作品を残した。画家・詩人ダンテ・ゲイブリエル・ロセッティの妹で、兄をはじめとするラファエル前派の画家たちの作品のモデルにもなった。人道的な観点から、奴隷制や売春による性的搾取、動物実験に反対した。マリア・ロセッティは姉。

★14 **ウィルバーフォース**（Samuel Wilberforce, 1805-73）イギリス国教会オックスフォード大司教。オックスフォード運動を指導したニューマンがカトリックに転会した後のオックスフォードを支え、神学校の設置、職制改革に尽力した。一八六〇年のオックスフォード進化論争でダーウィンの『種の起源』に猛烈な攻撃を加えた。

★15 **トラクトリアン**　オックスフォード運動の教理を支持し、オックスフォード運動を支援した人を指す。

★16 **T・T・カーター**（Thomas Thellusson Carter, 1808-1901）イギリス国教会の主要人物。カトリックの慣習のいくつかを国教会に取り入れ、聖餐会を始めた。一八四九年に困窮女性のための慈悲の家を、一八五二年にはその管理のため修道女会を設立した。

★17 **低教会**　イギリス国教会の中で福音主義に立つグループ。主教職、司祭職、サクラメント、歴史的信条を強調する高教会派に対して、宗教改革の二大原理〈聖書のみ〉〈信仰のみ〉の立場に立ち、典礼よりも個人の改心と聖化を強調した。

始教会で認められており、「女性のために定められた聖職の一つ」であるべきだと主張した。[▼22]一八五八年のカンタベリー総会報告書で、ディーコネスは教会における女性の聖職の一形態として認められ、一八六〇年にマイルドメイディーコネスグループが結成された。反対派グループの間では、女性の聖職は長い間非公式に認められていた。ジョージ・エリオット[★18]が『アダム・ビード(*Adam Bede*)』(1857)の中で描いたようなメソジスト派[★19]の女性説教師も珍しくなかった。キャサリン・ブース[★20]の福音主義的なエネルギーは、救世軍[★21]にそのはけ口を見出した。救世軍は、隊員内の男女平等を主張し、「ミス」と「ミセス」の代わりに軍人の肩書きを用いた。一八六〇年代には、ブースは女性だけのための祈祷会を行い、絶大な人気を博した。[☆10、▼23]

修女会ムーブメントを支持した男性はしばしば、イギリス国教会がカトリックへの改宗を考えかねない女性のために宗教的職業を提供するのは好都合であり、過剰となっている未婚の女性[★22]のためには慰めと職業が必要だと主張した。ピュージー[★23]は、もし国教会が修女会の要求に応えられなかった場合、ウェスレー派[★24]の第二の流出、今回は女性の流出が起こることを恐れていた。ピュージーは、女性は使途の権威と聖書の正当性の問題には関心がなく、ただ奉仕が必要なだけだと断言した。「女性は物議を醸すような議論ではなく、直感によって導かれます。議論は私たちに委ねているのです。しかし、より献身的な奉仕へと神が導いたすべ

☆10　ナイチンゲールとブースの性格や人生には驚くべき類似性がある。比較研究によりヴィクトリア朝時代のフェミニズムの多くの側面が明らかになるだろう。

★18　**ジョージ・エリオット**（George Eliot, 1819-80）ヴィクトリア朝を代表する作家。男性名で小説を発表した。本名はメアリー・アン・エヴァンズ（Mary Anne Evans）。心理的洞察と写実性に優れた作品で知られる。主著『アダム・ビード（*Adam Bede*）』（1859）、『サイラス・マーナー（*Silas Marner*）』（1861）、『ミドルマーチ（*Middlemarch*）』（1871-72）。

★19　**メソジスト派**　キリスト教のプロテスタント諸教派の一つ。一八世紀イギリスで、国教会の牧師であったジョン・ウェスレー★24を中心に興された実践的な福音主義運動に由来する。その後、全世界に広がった。

★20　**キャサリン・ブース**（Catherine Booth, 1829-90）メソジスト教会の牧師で夫のウィリアム・ブースと共に救世軍を創設。社会事業や慈善事業の分野で功績を残した。

★21　**救世軍**　一八六五年にウィリアム・ブースと妻キャサリンによって、ロンドン東部の貧しい労働者階級に伝道するために設立された。身分階級によらず、実績のみで評価される組織として、軍隊式の組織編制、メンバーの制服・制帽・階級章類の着用、軍隊用語の使用などを採用した。

★22　**過剰となっている未婚の女性**　一九世紀イギリスでは、植民地への未婚男性の大量流出、海外での軍役、男性の高い死亡率などのため、男性に対する女性の数が過剰になり、未婚女性が増えていた。

★23　**ピュージー**（Edward Bouverie Pusey, 1800-82）イギリスの神学者。オックスフォード運動に参加。ニューマンが退いた後はピュージーが運動を指導し、典礼回復運動や社会奉仕活動を精力的に展開した。またイギリス国教会における修道生活の復活をはかり、イギリス国教会系修女会の設立に助力した。

★24　**ウェスレー派**　イングランド国教会の司祭だったジョン・ウェスレー（John Wesley, 1703-91）はメソジスト（信仰覚醒）運動を開始したが国教会側の激しい反発を招き、邪教集団として迫害された。この運動から生じたのがメソジスト派というプロテスタント教会で、アメリカ合衆国・ヨーロッパ、アジアで大きな勢力をもつに至った。

ての宗教心の篤い女性は、その呼びかけに従うでしょうし、もし修道生活を送りたいという彼女らの願いが拒否されたとしても、他の場所でそれを求めるでしょう。[▼24]」男性信者や一般人の中には、修女会を独身生活の惨めさの代わりとなるものと考えている者もいた。ある大執事は、女性が余り出した事態と、女性を神の仕事に従事させる修女会の出現との間に、神意による関連性を見出すほどであった。[▼25]このようなヴィジョンは、イギリス国教会系修女会の女性らしさとプロテスタント主義を強調し、失敗と無能の避難所として称えたダイナ・マロック・クレイク[★25]のエッセイ「修女会について（*On Sisterhoods*）」の中で裏づけることができる。「淑女らしさからはぐれてしまった者たち、つまり、限られた収入と同様に限られた能力しかもっていないが、非常に善良である女性たちを受け入れる機関……彼女らが収入をはじめとするすべてのものを手に入れ、貯蓄し、利用することができれば、社会にとって大きな恩恵となるだろう。[▼26]」

しかし、フェミニストたちは、ほかに選択肢のない絶望的な未婚女性が修女会の頼みの綱だという考えに異議を唱えた。『イギリスの慈善修道女会の体験（*Experiences of an English Sister of Mercy*）』（1862）の著者であるマーガレット・グッドマンは、「修女会の拡大を促す何人かの人の文章を見ると、何もすることのない女性――需要に見合った供給がないため、あらゆる努力をしても夫をみつけることができない女性や、傷つき、疲れ、失望した女性に祝福を与え、避難所とするために、修女会が望ましいと考えているように思えます。しかしこれらのいずれの女性にとっても、修女会は家とはなれません。この仕事は、だらだらと行うにはあまりにも現実的なものなのです」と言っている。[27] 同様に、女性の権利活動家であるバーバラ・リー・ボディション★26は、パンフレット『女性と労働（*Women and Work*）』の中で、女性がカトリック教会に引き寄せられたのは、「教会が子どもたち（信者）に仕事を与えるからだ」と主張している。[28] ニーナ・アウエルバッハは、女子修道会の必要性に対するヴィクトリア朝時代の男女の認識のギャップについて、同情的な男性にとって女子修道会は「妻、母、妹という古い関係性を回復させ、家族内での女性の相対的な役割の模擬体験が提供」される場所であり、志をもつ女性には、そこは「愛と家族からの解放を約束する祝福された仕事が提供され

★25 **ダイナ・マロック・クレイク**（Dinah Mulock Craik, 1826-87） イギリスの小説家・詩人。ヴィクトリア朝中期の中流家庭を描いた『理想の青年ジョン・ハリファックス（*John Halifax, Gentleman*）』（1856）は孤児が紳士として成功を収めるまでを描いた小説で、大成功を収めた。

★26 **バーバラ・リー・ボディション**（Barbara Leigh Smith Bodichon,1827-91） イギリスの教育者、芸術家。初期フェミニズムを主導した女性権利活動家。イギリスで最初のフェミニスト組織を結成し、「既婚女性財産法案」のための請願書を提出。「女性に関する最も重要な法律の要約（*Brief Summary of the Laws of England Concerning Women*）」（1854）を執筆・出版した。

る」場所なのだと述べている。[29]

フローレンス・ナイチンゲールにとっても、そのようなことが女子修道会の魅力であったことは確かである。彼女は長年にわたり、ローマ・カトリック教会と女子修道会は、彼女が切望していた訓練と努力のための唯一の現実的な機会を提供しているように思っていた。ナイチンゲールが激しい言葉で記しているように、イギリス国教会では説教しか行われていなかったからである。「私は国教会に自分の知力も体力も心も喜んで捧げたいと思ったのですが、国教会はどうしてもそれらを受け入れようとはしませんでした。国教会にはそれにどう対処したらよいかが判らなかったのです。そこで国教会は私に、家に帰ってお母さんの居間でかぎ針編みでもしているか、それにも飽きたら結婚して、ご亭主の食卓の世話を良くしなさい。もし気が向いたら日曜学校に行くのもいいでしょう、と教えたのです。しかも、そのためにさえ、何ひとつ訓練はしてもくれませんでした。国教会での私の仕事も、そのための教育も授けてはくれなかったのです。[30]」

この一節は、ナイチンゲールが他書でさらに明らかにしているように、彼女がイギリス国教会を母性と、特に自分の母親と同一視していたことを示している。『思索への示唆』の中で、彼女は「なぜ母親はイギリス国教会のようなのか」と問いかけ、「それが道徳的になると、つまり疑問や議論が自由にできるようになったら、彼らの力が衰退してしまうからだ」と自答している。[31]しかし、ローマ・カトリック教会もまた、彼女に母親を思い出させた。「イギリス国教会には、子どもたちを完全にひとりぼっちにして放っておくような、ひどく怠惰な母親となることが期待されています。なぜなら、ローマ・カトリック教会を見出した者たちは、忙しすぎる母親にされてしまっていたからです。ローマ・カトリック教会は私たちを囚われの身にし、私たちの手紙を読み、私たちの思考に入り込み、私たちが毎時何をすべきかを規制し、私たちが何をしていたか、何を考えていたかを尋ね、それが間違った考えだった場合は、私たちを火刑にしてきました。[32]」

ナイチンゲールのような、母親と姉に支配された家族社会から逃れるための闘争によって人生を形成してきた女性が、女子修道会の中で満足に暮らせるとは考えられない。ファニーやパーセノープとの間にある愛、罪悪感、怒りといった恐ろしいまでの両義性を解消することなく、女性たちとの絶え間ない交友関係に耐えたり、仕事上の関係を築いたりすることはできなかったのだ。彼女の女子修道会時代の体験は悲惨なものだった。彼女は日記の中で、ダブリンの慈善修道女会で教えられた恐ろしい教訓をほのめかしている。自由になるための長い闘いの後で、他人の意志に従うことができなくなった彼女は、「神は、自身の全存在を目上

の人に委ねる〈死体〉のようになるべきだとはお考えではない」と断言している。[☆11]、[▼33]

　ナイチンゲールが生涯を通じて抱いていた力強くて個人主義的なフェミニズムは、彼女の知人女性に対する激しい攻撃によって腰を折られた。ほかの女性を心から信頼することができなかった彼女は、ますます男性と一緒に、そして男性を介して仕事をすることを余儀なくされた。アーサー・ヒュー・クラフ、[★27]シドニー・ハーバート、[★28]ジョン・サザーランド卿、[★29]ハリー・ヴァーネイ卿[★30]といった有名・著名な男性が相次ぎ彼女の代理人となって彼女の計画を提示し、プロジェクトを実行した。

　ナイチンゲールの女性に対する両義的な態度や、並外れて能力がある女性でさえも彼女の哲学や怒りを理解できないと感じていたことは、ナイチンゲールがクリミアから戻ってきて一八五九年の夏に『思索への示唆』の原稿を改訂しようとしたときに、ハリエット・マーティノー、[★31]エリザベス・ギャスケル、ジョージ・エリオットなど、著名な知人の女性文学者たちと自分の作品を共有しなかったことからも明らかである。これらの作家たちは皆、ナイチンゲールが原稿について相談した男性よりも、家庭生活の限界についての彼女の批判に共感的に反応しただろうし、イギリス国教会が女性に結婚とかぎ針編み以外の活動を提供しなかったことについての彼女の感情をより深く共有しただろう。皮肉なことに、ナイチンゲールに年齢的に非常に近いマーティノー、ギャスケル、エリオットは、女性の権利運動に対する不信感を抱いていた点でもナイチンゲールに近かったし、ヴィクトリア朝時代の性的規範の多くの教義を内在化した「女性らしい」世代を代表していたのに、である。

しかし、これらの女性たちは皆、自らが課した境界線内でではあるが、女性の解放を勇敢に、かつ効果的に支援した。全員が、戦争中のナイチンゲールの英雄的な働きと、彼女が看

☆11 ウーダム＝スミスは、「彼女は自分の力を発揮する機会を切望してはいたが、神への服従とはほど遠い状態にあった。まさに彼女の中にはカトリック的な意味での服従という概念はまったく無く、それはおよそ彼女には無縁のものだった」と記している（▼3、100ページ）。

★27 **アーサー・ヒュー・クラフ**（Arthur Hugh Clough, 1819-61）イギリスの詩人。ナイチンゲールの従姉妹ブランチと結婚し、ナイチンゲールの献身的な秘書役を務めた。

★28 **シドニー・ハーバート**（Sidney Herbert, 1810-61）イギリスの政治家。クリミア戦争当時の戦時大臣。ナイチンゲールのよき理解者であり、生涯にわたり支援した。

★29 **ジョン・サザーランド卿**（Sir John Satherland, 1808-91）イギリスの医師で衛生科学の支持者。クリミア戦争におけるスクタリ病院の衛生委員会のリーダーで、ナイチンゲールの生涯の協力者であり続けた。

★30 **ハリー・ヴァーネイ卿**（Sir Harry Verney, 1801-94）イギリスの軍人、政治家。フローレンスの姉パーセノープと再婚する。

★31 **ハリエット・マーティノー**（Harriet Martineau, 1802-76）イギリスの社会理論家、作家。イギリス最初の女性社会学者、女性ジャーナリストとも言われる。女性や弱者の権利を求めて活動し、女性的観点から多方面に著述を残した。

護と病院管理に関して記したパンフレットを称賛していた。ナイチンゲールはマーティノーに、私的に印刷した『イギリス軍の保健衛生、能率および病院の管理に影響をおよぼす諸問題についての覚え書（*Notes on Matters Affecting the Health, Efficiently, and Hospital Administration of the British Army*）』（1855）を一部、送っていたが、これを公にせず、女性の大義のために利用しないように警告した。その際、ナイチンゲールは女性について、異端審問の比喩を用いて、「私は私の死後、これが女性運動家やその種の人々によって利用されることを心から恐れています。女性が受けている差別とか、権利には、私は呆れるくらい、無関心なのです。同様に私は、私が陸軍に対してしてきたようなことを女性としてなすべきだとか、なすべきでないといった議論にも無関心です。そうしたことをする機会をもっていながら何もしない女性は、生きながら焼かれて当然だとは思いますが」と記している。▼[34] マーティノーはこの「覚え書」についてナイチンゲールの意向を尊重していたし、二人は何年にもわたって政治問題についての文通を続けていたが、マーティノー（無神論者で知られる）が『思索への示唆』の原本を見たという形跡はない。ギャスケルはナイチンゲールの作品の熱烈な信奉者であり、ナイチンゲールは一八五九年九月にギャスケルの『ルース（*Ruth*）』を再読していたが、ギャスケル（ユニテリアン★[32]の牧師の妻）を親友として選ばなかった。

こうした実現しそこなった親交のうち、最も不運だったのは、ジョージ・エリオットだった。二人は一八五二年、エリオット（当時の名はメアリー・アン・エヴァンズ）が「ウエストミンスター・レビュー」[★33]の編集をしていたときに出会った。二人は同じ年齢で、自立した生産的な生活を送るために自身の家族やイギリス国教会との困難な関係を断ち切ってきたことなど共通点が多かったが、ヴィクトリア朝時代における女性観念の匿名性と秘密性のため、二人はお互いに理解し合うことができなかった。ナイチンゲールが一八五九年に『思索への示唆』を印刷したとき、同様にエリオットももう一人の「カサンドラ」の抗議を情熱的にドラマ化した『フロス河の水車場（*The Mill on the Floss*）』[★34]を出版社に送っていたのは、悲しいかな皮肉なことである。しかし、ナイチンゲールはマリアン・エヴァンスが小説家のジョージ・エリオットであることを知らず、エリオットはナイチンゲールが「服従の義務」と「抵抗の本分」と

★32 **ユニテリアン** キリスト教プロテスタントの一派。キリスト教正統派教義の三位一体（父と子と聖霊）説を否定し、神の唯一性を主張する。

★33 **ウエストミンスター・レビュー** 功利主義者ジェレミー・ベンサムとジェームズ・ミルが創刊した哲学的急進派の機関紙。一八二四〜一九一四年まで発行。

★34 **フロス河の水車場**（*The Mill on the Floss*）ジョージ・エリオットによる一八六〇年の小説。許されざる恋がテーマである一方、ヒロインが兄と仲違いし、最後に悲劇的結末のうちに和解するという自伝的色彩の強い作品である。

の間の緊張について記した女性の精神的危機の本――それがエリオット自身の大きなテーマの一つとなった[☆12]――を書いていたことを知らなかったであろう。

女性に目を向ける代わりに、ナイチンゲールは当時の著名な男性知識人や学者に自分が書いたものを送った。リチャード・ミルンズやアーサー・ヒュー・クラフのように個人的な知り合いもいたが、ジョン・スチュアート・ミルやベンジャミン・ジョウェット[★35]、歴史家のJ・A・フロード[★36]という知り合いではない人も含まれていた。ミルはナイチンゲールに『思索への示唆』を出版するよう勧めたが、ミルの熱意は、彼女のもう一人の上級読者、オックスフォード大学ギリシャ学欽定教授ベンジャミン・ジョウェットの否定的な一票ほどには彼女の心に響かなかった。ジョウェットはこの原稿に深く心を打たれ、「ひとつの新しい精神の息吹きには感銘を受けました」とクラフに手紙を書いた[▼35]。彼の評釈は非常に詳細で、理屈っぽいものだった。この意見交換は二人の生涯にわたる友情の始まりであり、ジョウェットはどうやらロマンスに発展させたいと思っていたようだ。しかし、ナイチンゲールの宗教的思想の独創性や辛辣で率直な表現、あからさまな怒りに満ちたフェミニズムに、ジョウェットほど共感しそうにない読者はいなかったのではないだろうか。ジョウェットは、オックスフォード、およびその教会と同様に固定化された、古典的で家父長的な伝統を代表する人物だった。

彼はナイチンゲールを尊敬し称賛していたが、情熱的で反抗的な『思索への示唆』の論調を支持することはできなかった。彼の助言はすべて、彼女のメッセージを修正したり、抑制したり、筆鋒を柔らげたりしたほうがいいというものだった。彼は、テキストをより規律正しく整然と配置し、削除と再編を行い、特に怒りを排除するように主張した。「ここかしこに語調の苛立ちが目立ちますし、あまりにも敵愾《がい》心が剥き出しに過ぎると思います。もっと穏やかな調子で書けるはずです。」[36] ジョウェットの詳細な評釈はナイチンゲールを喜ばせたが、同時に落胆させもした。彼は一定の修正と校閲を望んでいたが、ナイチンゲールはそれを実行する準備ができていなかった。ある意味、彼は『思索への示唆』を自分のものとし、ナイチンゲールを自分の弟子にしたのである。彼女はしぶしぶその役を引き受けた。ナイチンゲールは一八六〇年に『思索への示唆』を数冊、自費で出版したが、それで終わりだった。一八六二年に記した遺言めいた文書に、彼女は「(私の死後) ジョウェットさんとミルさんの提案にそって改訂し、編集してください。ただし私が同意できないような原則的な変更は加えな

☆12 ジョージ・エリオット『ロモラ (*Romola*)』(1863) 23章参照。
★35 **ベンジャミン・ジョウェット** (Benjamin Jowett, 1817-93) イギリスの神学者、古典学者。オックスフォード大学ベイオリル学寮・学監。プラトンとアリストテレスの翻訳で知られる。
★36 **J・A・フロード** (James Anthony Froude, 1818-94) イギリスの歴史学者、小説家、伝記作家。

いでいただきたいのです」と記している。[37] 一八六五年、彼女はジョウェットに『思索への示唆』を編集してもらえないかと頼んだが、彼は拒否した。後年、二人は哲学的・神学的な問題について膨大な手紙のやり取りをした。ジョウェットはプラトンの翻訳の改訂版について彼女に相談したりもした。しかし、彼女は自分の本を書き直すことはしなかった。

『思索への示唆』の公表の機会が失われたことでジョウェットを責めたい気になるが、それは単純すぎる。一八六〇年までに、ナイチンゲールはもはや彼の弟子ではなくなっていた。彼女は自信に満ちたパワフルな女性になっていた。彼女がこれを改訂して出版しなかったのは、彼女にとってはこの本がすでにその目的を達成していたからではないだろうか。一八五一年から五二年にこの作品を書いたことで、彼女は自分の哲学を明確にすることができた。それは彼女が、無力で悲劇的なカサンドラから、不屈のクリミアの英雄に変身するためのハンドブックだった。一八六〇年までには、この本はもはや彼女の解放の手段としては重要でなくなり、再びそれに身を任せる気はなかった。そのような時間と労力の投入は逆行しているように彼女には思えたのだろう。

本文に目を向けると、『思索への示唆』はフローレンス・ナイチンゲールの文学作品の中で最も個人的で手段的なものであり、自身の力を所有する闘いのための記録であった。それは、ローマ・カトリック教会とイギリス国教会の女性に関する教義に対する批判と、女性救世主という大胆なヴィジョンの両方を提示している。これまでの宗教的基準からすれば、ナイチンゲールは異端者だったが、彼女の個人的な精神は宗教よりもさらに異端だった。家族の要求から、そして、カトリックあるいはプロテスタントの女子修道会という集団的な目的の中に自分の個性を埋没させたいという誘惑からも自己を解放した。ナイチンゲールは、自己実現のために独自な宗教的規範を精力的に発展させてきた。そのようにして出した結論は、神は、私たちが義務のために自分を犠牲にするのではなく、人類のために自分自身の強さと能力を発展させることを望んでいる、というものだった。

　彼女にとって神とは、この世に悪を残す存在であるが、それは、人々がその悪と闘うことによって自らを完全なものにすることを助けるためなのである。だから、男性だけでなく女性も、一人ひとりが、自分を最大限に生かす自由を与えられるべきなのだ。神は、私たちに自己否定を実践せよと言っているのではなく、「まず正しいことを好きになることを学び、好きなことをせよ」と言っているのである。[38] 人間の成熟と喜びのためには、「共感に応えるものを見つけられる余地を自分に与えるために、人と自由に意思の疎通ができなければならないこと、**そして**、自分のすべての能力が最高に発揮されるようにしなければならないこと」の二つが必要だとナイチンゲールは論じている。[39] これらすべての力が働かなければ、人間という存在には調和も安息もないだろう。これらの力を働かせ、実行すれば、「安息の地は、地獄において、そして傷と痛みと手術と死のある病院において、みつかるかもしれない」。[40]

このような教義を提示することで、彼女は特に女性に当てはまる謙遜と服従というプロテスタントの理念を破壊した。ナイチンゲールは〈家庭という牢獄〉[41] を褒めたたえることを拒否した。上流階級の女性は独房に閉じ込められ、母親の奴隷となり、人生は〈がんのように倦怠感に蝕まれていた〉と彼女は書いている。[42] 結婚だけがそこから逃れる道だったが、夫となる人物のことをほとんど知らない状態での結婚はリスクが高かった。ナイチンゲールは、女性が成人したときに、親がその女性を経済的に自立させることと、女性が職業訓練を受けるよう奨励されることを求めた。彼女が思い描いていた新しい家族は、〈共通の目的のために働きたい人が、それを実行するために集まる場所〉[43] だった。家族の役割は、家族の成長を愛し支えること、「老若男女を問わずお互いのために生きて働く」ことだとひとたび理解すれば、ナイチンゲールの不満は建設的なものとみなすことができる。「私たちは家族を拡大したいのであり、壊したいわけではありません。家庭が掲げる希望を〈砕くのではなく、満たす〉ことを望んでいるのです……**何ものをも**取り去ることではなく、家庭を広げて増やしていこうとしているのです」[44]。

『思索への示唆』で一般に公開されるようになったのは「カサンドラ」だけだったが、これについてもナイチンゲールの死後、長い間公開されずにいた。オリジナル原稿では、「カサンドラ」はノファァリアリについての物語小説で、彼女が三〇歳で亡くなった後に、兄のファァリセオが語る形式をとっている。その後の改訂で、ナイチンゲールはナラティヴの枠組みを変更し、第一人称の代わりに第三人称を用いた。出版されたテキストでは、彼女が私的なナラティブを排除したため、突然の転調や不明瞭なほのめかしが多くみられる。小説家としてのナイチンゲールの才能は、大したものではなかったと認めざるを得ない。登場人物は果てしなく会話をしているか、あるいは果てしなく独り言を言っている。イギリスの自宅や旅行で訪れたローマ、パリでの思い出から着想を得た舞台設定は、ロマンティックに飾り立てられている。奇妙な名前をもつノファァリアリは、「ヴェネツィア派の画家が喜んで称賛した黄金色の長い髪」をもち、メロドラマチックな独り言を披露している[45]が[★37]、あまりにも芝居がかっていて現実離れしている。それでも、彼女の発言は時々、ブロンテを示唆するような激しさをもっている。

そして私は、女性たちに彼女らの仕事を見せ、どうやってやるかを訓練し、彼女らに目的を与えてそれに従事する気にさせる——そんな施設をつくることを夢見ていました。私はこのような考えから、大きな希望のために結婚への思いを捨て、自分の将来を犠牲にして、偉大で普遍的な未来を垣間見ては、気分が落ち込み、伝統的な威厳を有した既婚女性を見るとため息をついて過去を振り返って……そしてため息をつき、「もし私があれを選んでいたら、あれは私の姿だったかもしれない」と言うのです。[▼46]

ナイチンゲールは、いとこに宛てた手紙の中で、自分のことを「かわいそうなカサンドラ」と記しているので[☆13、▼47]、この部分は明らかに自伝的である。彼女がカサンドラの神話を物語の枠組みとして選んだことにより、明らかになることがある。カサンドラはアガメムノンに捕えられたトロイの王女で、アポロン神の愛を拒絶したため、預言を誰も信じないという呪いをかけられた。セクシュアリティや愛を拒否する女性は発言権を否定され、実際に社会によって狂気に駆られる可能性があることを神話は示唆している。ナイチンゲールは、ミルンズとの結婚を拒否したことで、自分が無益な人生を送る運命にあるのではないかと心を痛めた。さらに言えば、他の女性によって自らが破壊されつつあるとナイチンゲールが感じていたとおり、カサンドラはクリテムネストラによって殺害されたのだ。預言者や伝道者のイメージはナイチンゲールにとって重要なもので、女性は自分の怒りとフラストレーションの意識にショックを受けなければならないと信じていた。それは必然的に苦痛を伴う経験だった。ナイチンゲールにとって、苦痛を伴う不快感は、子どもじみた家族の束縛から抜け出すための、最初の不可欠なステップであった。自分の不満を最大限に経験し、そのすべての苦悩に耐えることは、大人になるための代償であり、行動につながるかもしれない「特権」である。ナイチンゲールが裕福なイギリス人女性の生活の至るところで見てきたように、これらの感情を否定し、抑圧し、麻痺させることは、無気力や精神的な死や知性と意志の減退につながる。ナイチンゲールの「女性は成長するためには苦しみの危険を冒さなければならない」という主張は、ミルのような一九世紀の思想家が論じた「人間の幸福には痛みの回避が必要」という自由主義を否定するものである。このようなナイチンゲールの信念から、「カサンドラ」の

☆13 興味深いことに、姉パーセノープ・ナイチンゲール・ヴァーネイの最初の小説『ストーンエッジ』(*Stone Edge*)(1867)のヒロインもまた、〈カサンドラ〉である。

★37 **ブロンテ**(Charlotte Brontë, 1816-55) イギリスの小説家。ブロンテ三姉妹の長姉。当時の社会通念に反逆し、自己実現を目指す新しい女性像を描いた『ジェイン・エア (*Jane Eyre*)』(1847) で反響を呼んだ。

中で最も力強く、独創的な一節が生まれた。それは、第二章の冒頭にある神への挑戦的な祈りであり、そこでナイチンゲールが全女性を代表して要求しているのは、金や選挙権や、仕事ですらなく、苦痛の復活なのである。「私たちに私たちの苦しみをお与えください。心をこめて私たちは天に向かって叫びます。無関心よりも苦しみをください――と。無からは何も生まれませんが、苦しみからは癒しがもたらされます。麻痺よりも苦痛のほうがずっとましです！　努力すること一〇〇回、そして波にのまれてもよいのです。そうすれば人は新しい世界を発見するでしょう。磯辺に無為に立ちつくすよりも新世界への道を先触れしながら波にのまれて死んだほうが一〇倍もよいのです。」[▼48] 私たちは、一九世紀の女性小説のヒロインが、意識を目覚めさせる痛みに耐えられない運命にあることを不気味にも思い起こす。『フロス河の水車場』や『覚醒（*The Awakening*）』[★38]『歓楽の家（*The House of Mirth*）』[★39]のように、「カサンドラ」もヒロインの死で終わる。カサンドラも白波の中で滅びる者となり、「人生の幸福を見出すとも、それを変えることもできない。」[▼49] しかし、彼女の死は殉教として表現され、それが女性の大義を救うかもしれない。ナイチンゲールは、女性救世主の到来を預言した。「このつぎにキリストが現れるとしたら多分女性のキリストであると思います。」「自身の魂の中で女性としてのすべての苦悩をふたたび悩み始める女性が現れるに至れば、その女性は、女性たちの救世主となるでしょう。[50]」この女性は眠っている姉妹たちを彼女の叫びで奮い立たせるだろう。「女たちよ、目を覚ましなさい。眠っている女たちよ、お目覚めなさい」と。[51]

このように、不平・不満はナイチンゲールにとって特別な媒介物であり、女性に欠かせない闘争という彼女の概念に不可欠なものである。「カサンドラ」では繰り返し、ナイチンゲールは不平・不満のテーマに回帰する。女性は不満を宗教的な手段に訴え、非人間的なものにしなければならない、と彼女は書く。「不平に対して腹を立てているのは男性です。幸福ではないということで女性に対してかんしゃくを起こしています。……願わくば女性はただ主に向かってのみ、主を辱めることなく、不平を述べますように。[52]」不平・不満は偉大な預言者や聖者たちの伝統の中にも存在した。彼らは皆「世の中の種々の悲惨さや邪悪さに対しておろそかでなく悩みつづける感情、非常に深い内面的な感情をもってきたのに違いありません。[53]」ナイチンゲールを恐れさせたのは、女性は社会によって無力化されたカサンドラであり、喚き散らすことはしても、決して行動を起こさないということだった。その見事な洞察におい

★38 **覚醒**（*The Awakening*）アメリカの作家ケイト・ショパンによる一八九九年の小説。女性の問題に焦点をあてた最も早いアメリカの小説の一つで、初期フェミニズムの作品としても知られている。

★39 **歓楽の家**（*The House of Mirth*）アメリカの作家イーディス・ウォートンによる一九〇五年の小説。一九世紀末、ニューヨークの上流社会に所属する、生まれはよいが貧困に苦しむ女性リリー・バートの物語。

てナイチンゲールは、無視された利他主義が気難しくなり、憎しみに変わるのを目の当たりにしていた。「環境や体制の不備のため行動ができなければ、世の偉大な改革者たちは偉大な厭世家となります。主キリストも、もし女性だったら非常な不平家以外の何者でもなかったでしょう。」[54]

最後に、ナイチンゲールを一九世紀のフェミニズムの文脈の中でどのように位置づけることができるだろうか。彼女は偉大な指導者だったのか、それとも単に偉大な不平者だったのか。ゲルダ・ラーナー[40]が提唱した重要な定義を用いれば、ナイチンゲールは女性の権利ではなく、女性の解放を信じていた人であったといえよう。ラーナーはこう説明している。

「女性の解放とは、性によって課せられた抑圧的な制限からの自由、自己決定、自律性を意味する。性によって課せられる抑圧的な制限からの自由とは、生物学的および社会的な制限からの自由を意味する。自己決定とは、自分の運命を決める自由があること、自分の社会的役割を定義する自由があること、自分の身体に関する決定をする自由があることを意味する。自律とは、生まれながらにある地位についたり、結婚によってある地位を得たりするのではなく、自分自身で地位を獲得することであり、経済的・文化的に独立し、自分のライフスタイルや性的嗜好を選択する自由をもつことである。これらはすべて、既存の制度、価値観、理論の抜本的な変革を意味する。[55]」

もし「カサンドラ」と『思索への示唆』がそれらが書かれたときに出版されていたとしたら、ナイチンゲールの苦境を共有しながらも、彼女のような天才性と猛烈なエネルギーには欠けていた何千人ものヴィクトリア朝時代の女性たちにインスピレーションを与えていたかもしれない。ナイチンゲールは、彼女が生きた時代においてはフェミニストの指導者になることはなかった。しかし彼女は現代に向けて、特に母親や姉妹との闘争に燃え尽き、女性の領域からの解放と女性文化からの自由を求める女性たちの成長について、多くのことを語っている。フローレンス・ナイチンゲールの生き様は、マトロフォビア（母親のようになる恐怖症）の精神的代償の例であるが、勇気と力の例でもある。ナイチンゲールに応えなければ、私たちはカサンドラを裏切ることになる。カサンドラの不満は、私たちが大切にしてきたヒロインたちと同じように、女性が正真正銘心から感じた経験から生じているのだ。

★40　ゲルダ・ラーナー（Gerda Hedwig Lerner, 1920-2013）アメリカの歴史家、歴史作家。一九六〇年代以降の女性史・ジェンダー史の発展において、最も影響力のある人物でもある。

引用文献

▶1 Strachey, R. : *The Cause : A Short History of the Women's Movement in Great Britain*, p. 24, Virago, 1978.

▶2 Nightingale, F. : *Suggenstions for Thought to Searchers after Religious Truth*, 3 vols., the London Firm of Eyre & Spottiswoode, 1860 (privately printed).

▶3 Woodham-Smith, C. : *Florence Nightingale 1820-1910*, p.81, McGraw-Hill Book, 1951.

▶4 前掲書3， p.6.

▶5 Cook, E.T. : *The Life of Florence Nightingale*, vol.1, p.15, Macmillan, 1913.

▶6 前掲書3， p.38.

▶7 前掲書3， p.51.

▶8 前掲書3， p.58-59.

▶9 前掲書3， p.60.

▶10 前掲書3，

▶11 前掲書3， p.98.

▶12 前掲書3， p.66.

▶13 前掲書5， vol.1, p.43.

▶14 Smith-Rosenberg, C. : The Female World of Love and Ritual: Relations between Women in Nineteenth-Century America, *Signs: Journal of Women in Culture and Society*, 1 (1) : 1-29, 1975.

▶15 前掲書2， vol.2, p.65.

▶16 Nightingale, F. (Stark, M. ed.) : *Cassandra*, p.28, Feminist Press, 1979.

▶17 前掲書3， p.81.

▶18 Pickering, G. : *Creative Malady*, p.131, Dell Publishing, 1974.

▶19 Allen, D.R. : Florence Nightingale : Toward a Psychohistorical Interpretation, *Journal of Interdisciplinary History*, 6 (1) : 43, 1975.

▼20 Hill, M. : *The Religious Order*, p.10, Heinemann Educational Books, 1973.

▼21 前掲書20・p.182.

▼22 前掲書20・p.142.

▼23 Booth-Tucker, F. de L. : *The Short Life of Catherine Booth, the Mother of The Salvation Army*, p.147, 163, Butler & Tanner, 1893.

▼24 前掲書20・p.259.

▼25 前掲書20・p.302-303.

▼26 Craik, D.M. : "*On Sisterhoods*," *in About Money and Other Things*, p.159-160, Harper & Bros., 1887.

▼27 Goodman, M. : *Sisterhoods in the Church of England*, p.268, Smith, Elder, & Co., 1863.

▼28 Bodichon, B.L. : *Women and Work*, p.9, Bosworth & Harrison, 1857.

▼29 Auerbach, N. : *Communities of Women: An Idea in Fiction*, p.195, Harvard University Press, 1978.

▼30 前掲書5・vol.1, p.57.

▼31 前掲書2・vol.2, p.239-240.

▼32 前掲書2・vol.2, p.246.

▼33 前掲書2・vol.2, p.152.

▼34 前掲書5・vol.1, p.285.

▼35 前掲書5・vol.1, p.471.

▼36 前掲書3・p.350.

▼37 前掲書2・vol.1, p.477.

▼38 前掲書2・vol.2, p.64.

▼39 前掲書2・vol.2, p.227.

▼40 前掲書2・vol.2, p.214.

▼41 前掲書2・vol.2, p.197.

▼42 前掲書2・vol.2, p.59.

▼43 前掲書2．vol.2, p.225.
▼44 前掲書2．vol.2, p.228, 276.
▼45 *Cassandra*, Add. MS 45839, Nightingale Papers, British Library.
▼46 前掲書45．
▼47 前掲書5．vol.1, p.116.
▼48 前掲書16．p.29.
▼49 前掲書2．vol.2, p.410.
▼50 前掲書16．p.50, 53.
▼51 前掲書16．p.52.
▼52 前掲書16．p.26.
▼53 前掲書16．p.53.
▼54 前掲書16．p.53.
▼55 Dubois, E. et al. : Politics and Culture in Women's History: A Symposium, *Feminist Studies*, 6 (1) : 50, 1980.

Signs 編集部の註釈：
エレイン・ショウォルターはフローレンス・ナイチンゲールの家族について、Heidi Hartmann とはまったく異なる闘争の中心として叙述している。母娘の絆（Nancy Chodorow と Elizabeth Abel が言及しているが強調していない点）におけるストレスの多面性に焦点を当て、心理学的洞察力を駆使してナイチンゲールの関心の中心と到達点の本質を示している。

著者紹介

エレイン・ショウォルター *Elaine Showalter*

文芸評論家、作家

一九四一年アメリカ合衆国マサチューセッツ州ケンブリッジ生まれ。プリン・モア大学、カリフォルニア大学デービス校で学ぶ。ラトガーズ大学を経てプリンストン大学教授。フリーのジャーナリスト兼メディア解説者としても活動している。

読み手としてではなく書き手としての女性に焦点をあてた「ガイノクリティシズム」を提唱。フェミニズム文学批評の創始者の一人で、フェミニズム批評界をリードしてきた。

［著書］『心を病む女たち―狂気と英国文化』（*The Female Malady: Women, Madness, and English Culture, 1830-1980*, 1985）、『新フェミニズム批評―女性・文学・理論』（*New Feminist Criticism: Essays on Women, Literature, and Theory*, 1985）、『性のアナーキー』（*Sexual Anarchy: Gender and Culture at the Fin de Siècle*, 1990）など。

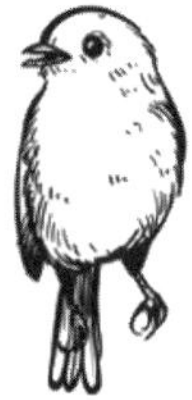

「カサンドラ」

ナイチンゲールとフェミニズム

宮子あずさ Azusa Miyako

フェミニストとして看護師を選ぶ

フェミニストの母親に育てられたために、「性差よりは個体差のほうがはるかに大きい」「性を理由とした差別を正当化するいかなる根拠もない」と心底信じて生きてきた私だが、大学生になってすぐに「女子大生の就職難」を味わうことになった。

そこではじめて性差別社会を実感し、腰を据えてこの社会と闘う覚悟を決めたのである。そして確実に経済的自立を果たすため、手堅い資格職である看護師という仕事を選び直した。その後、次第に看護そのものに惹かれるようになったのだが、このようないきさつでこの仕事を選んだという事実は、今も私の人生において大きな意味をもっている。

一九八三年に大学を中退して一九八四年に看護専門学校に入学した当時、医師は今より男性が多く、医師優位の医療界は男性社会とイコールに見えていた。フェミニストの感覚からは耐えがたい状況を覚悟しての転身だったが、意外にうまく適応し、かれこれ三〇年以上仕事を続けている。これも当初のその覚悟があったからこそ。「思ったよりマシ」の積み重ねが今に至っていると感じているが、一方で、フェミニストの自分を封印して白衣を着てきたのも事実なのだ。

看護師になって二〇年を越えた頃、「そろそろフェミニストとしても、誠実に生きたいな」と思い始めた。さらに、博士号を取得して研究者としても役割を果たしていこうと考える中で、「看護とフェミニズム」はまさに自分が探究すべきテーマとなったのである。

二〇〇九年に大学院で博士論文に取り組み始めたとき、質的研究についての本を手当り次第読みあさった。その中にはフェミニズムについて触れた本もあり、特に『看護科学のパラダイム転換――質的研究はいつ、なぜ登場したのか？』[▼1]の以下の一文に、多くの示唆を得た。

一九七六年、『ナーシング・アウトルック』の「女性であることについて」と題する巻頭言は、看護界がこぞって、フェミニズムを歓迎しているわけではないことを認めたうえで、女性の価値を、受け身・従順・貞淑な妻――母親役割においてきたアメリカ社会の伝統的な価値観の影響を受けるなかで、多くの看護師たちが女性としての自らの価値を低いところにおいている現状に、失望感を示している。（略）看護職は圧倒的多数を女性が占めている職業である。フェミニズムの波を、もっと早い時期にかぶっていたとしても、けっして不思議ではないのではなかろうか？

この指摘には、私も大いに頷いた。以来「なぜ看護の世界はフェミニズムからこうも遠いのだろうか」という問いが、私の頭の中に貼りついている。

一方、看護はその確立の歴史の中で様々な健康に関する迷信や無理解、あるいは圧倒的優位にある医学との闘いがあった。その闘士として筆頭に上がるのが、ナイチンゲール。このように言っても、恐らく大きな異論は出ないのではないだろうか。

そして、こうした闘いのプロセスで、フェミニズム的な言論が皆無であったのか。この点はさらなる検証が必要に思われる。

敬して遠ざけていたレジェンド

ナイチンゲールの小品「カサンドラ」[★1]は、こうした検証の手がかりになると考えられる作品の一つである。「カサンドラ」は『思索への示唆』という大作の一部であり、他が何かの技術者を対象とした哲学的色彩をもつ文章であるのに対して、この作品は女性全般を対象に社会学的な論述を行っている点で異質だと言われている（訳者 田村 真氏の解題より）。

また、ナイチンゲールの書誌を編纂した W.J. Bishop は、「女性の地位についてナイチンゲール女史が自分で経験したありのままを述べている。つまり自分はもっと目標の高い奉仕に献身すべきだと思っている若い女性が悩むことを余儀なくされるようなことに対して強い光明を投げかけてくれる」と説明している。

「カサンドラ」を含めた『思索への示唆』は、私家版が発行された後もナイチンゲールによって手が加えられているが、現在おもに使用されているのは一九二八年版を元にしたテキストとのことである。[3]

懇意にしている編集者からこの書評を依頼されるまで、私はこの「カサンドラ」の存在をまったく知らなかった。そもそものきっかけは、研究者としてフェミニズムの見地からも看護について考えていきたい、という私の決意表明。「その見地から、何か触発されたら書評を書いてください」と渡されたのがこの作品だったのである。

それまで、『看護覚え書き』に看護の専門性の強い主張を読み取りながらも、「〇〇すべし」「〇〇すべからず」が続く文章と、そこから立ち上る完全主義がどうにも受け入れがたかった私にとって、ナイチンゲールは敬して遠ざかるレジェンドとなっていた。しかし、この「カ

★1　本稿の執筆にあたっては『ナイチンゲール著作集 第三巻』[2]（現代社、一九七七）に収載されたもの（エッセイ版）を使用している。

サンドラ」では『看護覚え書き』にはない彼女の一面が見え隠れする。高らかに誇らかにメッセージを発しつつも、女性が直面する限界にうんざりしている。そんなグチっぽさに、私は女の人生の普遍性を感じて「カサンドラ」を手に取った。

「カサンドラ」のリアル

結論から述べると、私は「カサンドラ」に吐露されたナイチンゲールの、毒ともグチともつかない言葉に強いシンパシーを感じた。そこには今を生きる女性に通じる嘆きのリアルがある。以下、特に引き寄せられた文章について、私流の説明を加えていく。

情熱と知性と倫理的積極性と——女性はこの三つをもっているのに決して満足のいくまでそれを実現しえないできました。この冷たい抑制的な因習的環境では実現されうるはずがありません。この主題についてさらに考えていくとすれば、社会の歴史全体から文明の現在のあり方にも足を踏み入れることになっていくでしょう。

ナイチンゲールは一八二〇年生まれ。一九一〇年に九〇歳で没するまで、看護行政に大きな影響を与えたと言われている。彼女の活躍した時代はヴィクトリア朝時代（一八三七〜一九〇一年）だった。産業革命以後経済的に豊かになった大英帝国の絶頂期であり、さらにその時代の富裕層に生まれた彼女は、豊かな生活とともに良妻賢母を求める圧力を強く感じていたのだろう。社会奉仕活動に生きたいと願うナイチンゲールは、「冷たい抑制的な因習的環境」と嘆かずにいられなかった。

女性には「子供たちに乳をやる」ことを除いては、邪魔をしてはならないほどに重要な仕事があるはずはないと思われています。そして女性自身もそれを認めその考えを支持する本を書き、自分が何をしても、それは世の中に対しても他人に対してもそんなに価値のあることではなく、また女性が「社会的生活の要求」の基本的なものに出会ったとしてもそれは投げ捨てることができるものだと考えることに自らを慣らしてきたのでした。これまで女性は自分にとっては知的な職業はたんなる利己的な楽しみごとであると考えることに慣れてきたので、自分自身をさしおいて、些細で利己的なことに対しても献身することが自分に与えられた「優れた仕事」だと考えているのです。

訳者の解題によれば、この「カサンドラ」が書かれたのは、文体からナイチンゲールが二〇代の頃ではないかと推測できるそうだ。百数十年前のこの文章を読んで、「いまや女の生き方はこんなふうではありません」と言い切れる女性がどれだけいるだろう。少なくとも私は言えない。

例えば、働く女性に対して、男性よりも「やりがい」を問う声が高いように感じられる。私からすれば、男性にとっても女性にとっても働く意味は等価。ことさら女性に対してばかり「やりがい」が問われるのは、女性が働くことを特別視するようで、とても不本意な気持ちになる。

女性が働き続けるために特別な動機を必要とする現状は、ナイチンゲールのいう「女性には『子供たちに乳をやる』ことを除いては、邪魔をしてはならないほどに重要な仕事があるはずはないと思われて」いる状況そのものではないだろうか。また、一度子をもてば、熱や不調で保育園から呼び出しがかかるのは母親ばかり。これも然りに思える。

そしてこのような状況だからこそ、「女性は自分にとっては知的な職業はたんなる利己的な楽しみごとであると考えることに慣れ」ていくようになってしまう。そう自分に言い聞かせなくては、圧倒的に家事・育児の負担が大きい現状に折り合えないからだ。

いつになったら私たちは女性が自分でしていることの研究に没頭している姿を見ることになるでしょうか。既婚女性にはそういう仕事はできません。なぜなら男性はもし自分の妻が本当に為し遂げるつもりである大きな仕事に――まがいものでない、何か一事をやり遂げるつもりで――とりかかったとすれば妻は「ばかな子供のお守りをしたり、帳づけをしたり」という家事をあまりかまわなくなるのではないかとか、あまりよい夕食は摂れなくなるのではないか、いわゆる自分の家庭生活というものをだいなしにしてしまうのではないかとか、恐れることとなるのでしょうから。

こう言ってはおしまいかもしれないが、職業の継続について男性は既得権益者。女性に家事をいっさい任せ、仕事にだけ邁進してきたのである。よって、変わらぬ状況に思い至らないだけではない。むしろ積極的に変えないことに加担さえしているのである。女性が働くことに理解がある男性でも、「家事に支障が出ないように」との前置きをつけている人がどれだけ多いことか。ナイチンゲールのこの嘆きは、今も健在なのだ。

そして、一度男性社会に屈し、家事を担う既婚女性になった女性は、そこに自己の存在意義を見出すほかはないのだ。彼女たちの多くは、ナイチンゲールの「ばかな子供のお守り」

という言葉に反応し、ナイチンゲールが結婚せず子どもをもたなかったことを冷笑するだろう。こうした分断の可能性さえ、この一文に読み取ってしまう。

ナイチンゲールがヴィクトリア朝時代に突き当たった壁と同質の壁が、今の私たちの目の前にも立ちふさがっている……。そうは言えないだろうか。

ナイチンゲールにはジェンダーの視点が希薄?

ナイチンゲール自身は生涯結婚をせず、かつ母親にならない人生を選んだ。伝記には二〇代後半に相思相愛だった男性がいたが、看護師になるという強い意思のもと、結婚を断念したとの記載がある。[4] その理由は前項で紹介した文章からもうかがえるように、結婚と仕事を両方とも、という選択があり得なかったからだろう。

ナイチンゲールが活躍したヴィクトリア朝時代のイギリスでは、慈善活動を通じて自分たちの無力さに目覚めた上流階級の女性たちによる、初期の女性解放運動が始まっている。彼女はこうした初期フェミニズム運動には距離をおいていたが、いわゆるジェンダーの視点よりも、女性を一人の人間として扱うべきとの考えが強かったようだ。[5]

ナイチンゲールが女性の偉人として筆頭に上がる人物であることに、まったく異存はない。女性の実力を世界に示し、行政の中で頭角を現しもした。結果として、女性の地位向上に一役も二役も買ったと考える。しかし一方で、あくまでも感覚的な印象であるが、ナイチンゲールにジェンダーの視点は感じられない。また、ナイチンゲール自身が看護師たちと平等な関係をつくっていたのか、やや疑問が残る。

その一番の理由は、看護師とかかわる姿勢である。ナイチンゲールは看護師に対し常に教え導くスタンス。フェミニズムにおいて重視される女性同士の親密な協力関係――いわゆるシスターフッドが感じられない。しかしこれは、階層に分かれていた当時の状況を思えば致し方がないことなのだろう。時代の限界ともいえる。

以上、「カサンドラ」を手がかりとして、ナイチンゲールとフェミニズムの関連を考えてきた。彼女がフェミニストであったか否かは別として、彼女の実績が女性の実力を示し、男女平等な社会をつくる力になったのは事実である。

そんなナイチンゲールの内なる葛藤を知るうえで、「カサンドラ」は貴重な資料となるだろう。今も昔も、変化は急には進まない。ナイチンゲールのように時に嘆きながら、少しずつ変化を引き寄せていきたいと思う。

引用文献

▼1　野島良子：看護科学のパラダイム転換―質的研究はいつ、なぜ登場したのか？ アメリカの看護科学者の社会文化体験をとおして、へるす出版、二〇〇九．
▼2　フロレンス・ナイチンゲール（田村 真 訳）：カサンドラ．湯槇ます 監修：ナイチンゲール著作集 第三巻、二〇二―二四一ページ、現代社、一九七七．
▼3　木村正子：ナイチンゲールのヴィジョン―女性救済者と瀕死の女性、岐阜県立看護大学紀要、一七（一）：六五―七二、二〇一七．
▼4　茨木 保：ナイチンゲール伝―図説看護覚え書とともに、vii・一九七ページ、医学書院、二〇一四．
▼5　喜多悦子：ナイチンゲールの今日的意義―開発理念の観点からナイチンゲールを読む、日本赤十字九州国際看護大学紀要、一〇：三―三四、二〇一一．

著者紹介

宮子あずさ　みやこ あずさ

看護師、作家

東京生まれの東京育ち。看護師として働きながら大学通信教育で学び、短大一校、大学二校、大学院一校を卒業。勤務の傍ら、看護師が長く働き続けるための支援を目指し、著述や講演なども行っている。

［著書］『看護師という生き方』（ちくまプリマー新書、二〇一三）、『訪問看護師が見つめた人間が老いて死ぬということ』（海竜社、二〇一五）、『両親の送り方―死にゆく親とどうつきあうか』（さくら舎、二〇一六）、『看護師が「書く」こと』（医学書院、二〇二〇）、『「負けるが勝ち」の看護と人生』（日本看護協会出版会、二〇二〇）など。

カサンドラ　ヴィクトリア朝《ちょう》の理想的女性像《りそうてきじょせいぞう》への反逆《はんぎゃく》

二〇二一年一月一〇日　第一版第一刷発行〈検印省略〉

著者　フローレンス・ナイチンゲール

訳者　木村正子《きむらまさこ》

発行　株式会社 日本看護協会出版会
〒一五〇-〇〇〇一　東京都渋谷区神宮前五-八-二　日本看護協会ビル四階
〈注文・問合せ／書店窓口〉TEL〇四三六-二三-三二七一　FAX〇四三六-二三-三二七二
〈編集〉TEL〇三-五三一九-七一七一
https://www.jnapc.co.jp

装幀　齋藤久美子

印刷　株式会社フクイン

©2021 Printed in Japan　ISBN978-4-8180-2308-6